U0346536

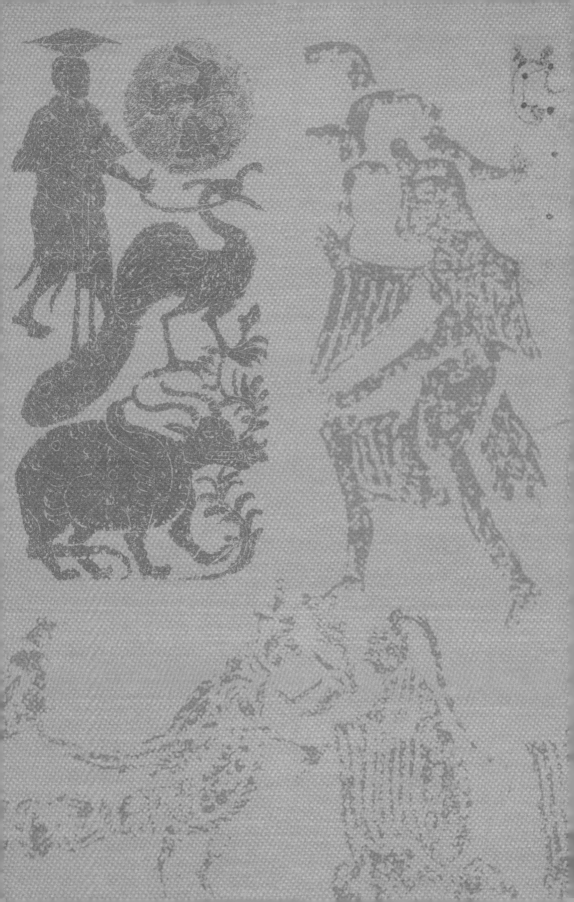

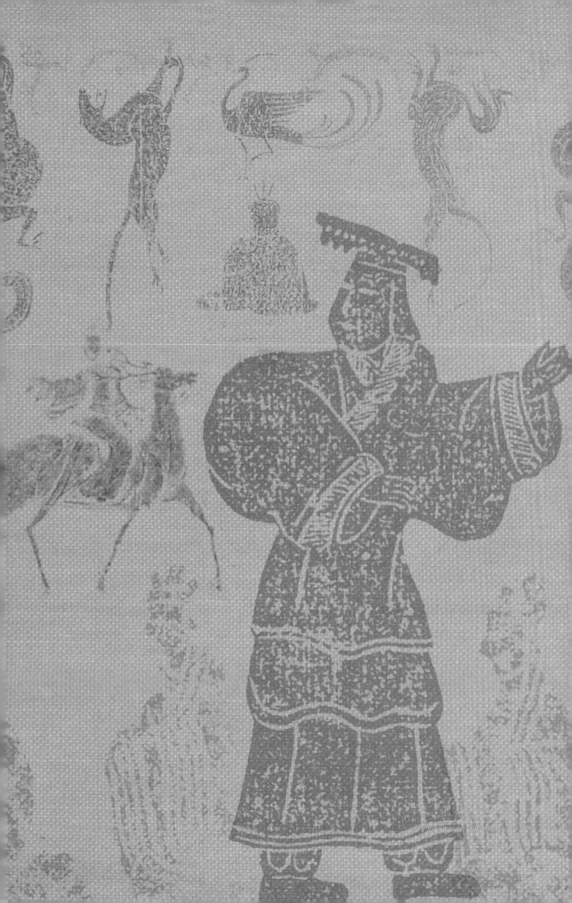

中国古医籍整理丛书

人元脉影归指图说

晋·王叔和　撰

明·缪希雍　编

沈澍农　钱婷婷　陈　陷　校注

中国中医药出版社

·北 京·

图书在版编目（CIP）数据

人元脉影归指图说/（晋）王叔和撰；（明）缪希雍编；沈澍农，钱婷婷，陈陗校注．—北京：中国中医药出版社，2015.12（2020.11重印）
（中国古医籍整理丛书）
ISBN 978 - 7 - 5132 - 1979 - 2

Ⅰ.①人…　Ⅱ.①王…　②缪…　③沈…　④钱…　⑤陈…
Ⅲ.①脉学　Ⅳ.①R241.1

中国版本图书馆 CIP 数据核字（2014）第 183011 号

中 国 中 医 药 出 版 社 出 版
北京经济技术开发区科创十三街31号院二区8号楼
邮政编码 100176
传真　010 64405750
廊坊市祥丰印刷有限公司印刷
各地新华书店经销

*

开本 710×1000　1/16　印张 6.75　字数 25 千字
2015 年 12 月第 1 版　2020 年 11 月第 2 次印刷
书　号　ISBN 978 - 7 - 5132 - 1979 - 2

*

定价　20.00 元
网址　www.cptcm.com

国家中医药管理局
中医药古籍保护与利用能力建设项目
组织工作委员会

主 任 委 员 王国强

副 主 任 委 员 王志勇　李大宁

执行主任委员 曹洪欣　苏钢强　王国辰　欧阳兵

执行副主任委员 李　昱　武　东　李秀明　张成博

委　　　　员

各省市项目组分管领导和主要专家

　　（山东省）武继彪　欧阳兵　张成博　贾青顺

　　（江苏省）吴勉华　周仲瑛　段金廒　胡　烈

　　（上海市）张怀琼　季　光　严世芸　段逸山

　　（福建省）阮诗玮　陈立典　李灿东　纪立金

　　（浙江省）徐伟伟　范永升　柴可群　盛增秀

　　（陕西省）黄立勋　呼　燕　魏少阳　苏荣彪

　　（河南省）夏祖昌　刘文第　韩新峰　许敬生

　　（辽宁省）杨关林　康廷国　石　岩　李德新

　　（四川省）杨殿兴　梁繁荣　余曙光　张　毅

各项目组负责人

　　王振国（山东省）　　王旭东（江苏省）　　张如青（上海市）

　　李灿东（福建省）　　陈勇毅（浙江省）　　焦振廉（陕西省）

　　蔡永敏（河南省）　　鞠宝兆（辽宁省）　　和中浚（四川省）

项目专家组

顾　问	马继兴	张灿玾	李经纬		
组　长	余瀛鳌				
成　员	李致忠	钱超尘	段逸山	严世芸	鲁兆麟
	郑金生	林端宜	欧阳兵	高文柱	柳长华
	王振国	王旭东	崔　蒙	严季澜	黄龙祥
	陈勇毅	张志清			

项目办公室（组织工作委员会办公室）

主　任	王振国	王思成			
副主任	王振宇	刘群峰	陈榕虎	杨振宁	朱毓梅
	刘更生	华中健			
成　员	陈丽娜	邱　岳	王　庆	王　鹏	王春燕
	郭瑞华	宋咏梅	周　扬	范　磊	张永泰
	罗海鹰	王　爽	王　捷	贺晓路	熊智波
秘　书	张丰聪				

前　言

中医药古籍是传承中华优秀文化的重要载体，也是中医学传承数千年的知识宝库，凝聚着中华民族特有的精神价值、思维方法、生命理论和医疗经验，不仅对于传承中医学术具有重要的历史价值，更是现代中医药科技创新和学术进步的源头和根基。保护和利用好中医药古籍，是弘扬中国优秀传统文化、传承中医学术的必由之路，事关中医药事业发展全局。

1949 年以来，在政府的大力支持和推动下，开展了系统的中医药古籍整理研究。1958 年，国务院科学规划委员会古籍整理出版规划小组在北京成立，负责指导全国的古籍整理出版工作。1982 年，国务院古籍整理出版规划小组召开全国古籍整理出版规划会议，制定了《古籍整理出版规划（1982—1990）》，卫生部先后下达了两批 200 余种中医古籍整理任务，掀起了中医古籍整理研究的新高潮，对中医文化与学术的弘扬、传承和发展，发挥了极其重要的作用，产生了不可估量的深远影响。

2007 年《国务院办公厅关于进一步加强古籍保护工作的意见》明确提出进一步加强古籍整理、出版和研究利用，以及

"保护为主、抢救第一、合理利用、加强管理"的方针。2009年《国务院关于扶持和促进中医药事业发展的若干意见》指出，要"开展中医药古籍普查登记，建立综合信息数据库和珍贵古籍名录，加强整理、出版、研究和利用"。《中医药创新发展规划纲要（2006—2020)》强调继承与创新并重，推动中医药传承与创新发展。

2003~2010年，国家财政多次立项支持中国中医科学院开展针对性中医药古籍抢救保护工作，在中国中医科学院图书馆设立全国唯一的行业古籍保护中心，影印抢救濒危珍本、孤本中医古籍1640余种；整理发布《中国中医古籍总目》；遴选351种孤本收入《中医古籍孤本大全》影印出版；开展了海外中医古籍目录调研和孤本回归工作，收集了11个国家和2个地区137个图书馆的240余种书目，基本摸清流失海外的中医古籍现状，确定国内失传的中医药古籍共有220种，复制出版海外所藏中医药古籍133种。2010年，国家财政部、国家中医药管理局设立"中医药古籍保护与利用能力建设项目"，资助整理400余种中医药古籍，并着眼于加强中医药古籍保护和研究机构建设，培养中医古籍整理研究的后备人才，全面提高中医药古籍保护与利用能力。

在此，国家中医药管理局成立了中医药古籍保护和利用专家组和项目办公室，专家组负责项目指导、咨询、质量把关，项目办公室负责实施过程的统筹协调。专家组成员对古籍整理研究具有丰富的经验，有的专家从事古籍整理研究长达70余年，深知中医药古籍整理研究的重要性、艰巨性与复杂性，履行职责认真务实。专家组从书目确定、版本选择、点校、注释等各方面，为项目实施提供了强有力的专业指导。老一辈专家的学术水平和智慧，是项目成功的重要保证。项目承担单位山东中医药大学、南京中医药大学、上海中医药大学、福建中医药大学、浙江省中医药研究院、陕西省中医药研究院、河南省中医药研究院、辽宁中医药大学、成都中医药大学及所在省市中医药管理部门精心组织，充分发挥区域间互补协作的优势，并得到承担项目出版工作的中国中医药出版社大力配合，全面推进中医药古籍保护与利用网络体系的构建和人才队伍建设，使一批有志于中医学术传承与古籍整理工作的人才凝聚在一起，研究队伍日益壮大，研究水平不断提高。

本着"抢救、保护、发掘、利用"的理念，该项目重点选择近60年未曾出版的重要古医籍，综合考虑所选古籍的保护价值、学术价值和实用价值。400余种中医药古籍涵盖了医经、基础理论、诊法、伤寒金匮、温病、本草、方书、内科、外科、女科、儿科、伤科、眼科、咽喉口齿、针灸推拿、养生、医案医话医论、医史、临证综合等门类，跨越唐、宋、金元、明以迄清末。全部古籍均按照项目办公室组织完成的行业标准《中医古籍整理规范》及《中医药古籍整理细则》进行整理校注，绝大多数中医药古籍是第一次校注出版，一批孤本、稿本、抄本更是首次整理面世。对一些重要学术问题的研究成果，则集中收录于各书的"校注说明"或"校注后记"中。

"既出书又出人"是本项目追求的目标。近年来，中医药古籍整理工作形势严峻，老一辈逐渐退出，新一代普遍存在整理研究古籍的经验不足、专业思想不坚定等问题，使中医古籍整理面临人才流失严重、青黄不接的局面。通过本项目实施，搭建平台，完善机制，培养队伍，提升能力，经过近5年的建设，锻炼了一批优秀人才，老中青三代齐聚一堂，有效地稳定了研究队伍，为中医药古籍整理工作的开展和中医文化与学术的传承提供必备的知识和人才储备。

本项目的实施与《中国古医籍整理丛书》的出版，对于加强中医药古籍文献研究队伍建设、建立古籍研究平台，提高古籍整理水平均具有积极的推动作用，对弘扬我国优秀传统文化，推进中医药继承创新，进一步发挥中医药服务民众的养生保健与防病治病作用将产生深远影响。

第九届、第十届全国人大常委会副委员长许嘉璐先生，国家卫生计生委副主任、国家中医药管理局局长、中华中医药学会会长王国强先生，我国著名医史文献专家、中国中医科学院马继兴先生在百忙之中为丛书作序，我们深表敬意和感谢。

由于参与校注整理工作的人员较多，水平不一，诸多方面尚未臻完善，希望专家、读者不吝赐教。

国家中医药管理局中医药古籍保护与利用能力建设项目办公室
二〇一四年十二月

许 序

"中医"之名立，迄今不逾百年，所以冠以"中"字者，以别于"洋"与"西"也。慎思之，明辨之，斯名之出，无奈耳，或亦时人不甘泯没而特标其犹在之举也。

前此，祖传医术（今世方称为"学"）绵延数千载，救民无数；华夏屡遭时疫，皆仰之以度困厄。中华民族之未如印第安遭染殖民者所携疾病而族灭者，中医之功也。

医兴则国兴，国强则医强。百年运衰，岂但国土肢解，五千年文明亦不得全，非遭泯灭，即蒙冤扭曲。西方医学以其捷便速效，始则为传教之利器，继则以"科学"之冕畅行于中华。中医虽为内外所夹击，斥之为蒙昧，为伪医，然四亿同胞衣食不保，得获西医之益者甚寡，中医犹为人民之所赖。虽然，中国医学日益陵替，乃不可免，势使之然也。呜呼！覆巢之下安有完卵？

嗣后，国家新生，中医旋即得以重振，与西医并举，探寻结合之路。今也，中华诸多文化，自民俗、礼仪、工艺、戏曲、历史、文学，以至伦理、信仰，皆渐复起，中国医学之兴乃属必然。

迄今中医犹为国家医疗系统之辅，城市尤甚。何哉？盖一则西医赖声、光、电技术而于20世纪发展极速，中医则难见其进。二则国人惊羡西医之"立竿见影"，遂以为其事事胜于中医。然西医已自觉将入绝境：其若干医法正负效应相若，甚或负远逾于正；研究医理者，渐知人乃一整体，心、身非如中世纪所认定为二对立物，且人体亦非宇宙之中心，仅为其一小单位，与宇宙万象万物息息相关。认识至此，其已向中国医学之理念"靠拢"矣，虽彼未必知中国医学何如也。唯其不知中国医理何如，纯由其实践而有所悟，益以证中国之认识人体不为伪，亦不为玄虚。然国人知此趋向者，几人？

国医欲再现宋明清高峰，成国中主流医学，则一须继承，一须创新。继承则必深研原典，激清汰浊，复吸纳西医及我藏、蒙、维、回、苗、彝诸民族医术之精华；创新之道，在于今之科技，既用其器，亦参照其道，反思己之医理，审问之，笃行之，深化之，普及之，于普及中认知人体及环境古今之异，以建成当代国医理论。欲达于斯境，或需百年欤？予恐西医既已醒悟，若加力吸收中医精粹，促中医西医深度结合，形成21世纪之新医学，届时"制高点"将在何方？国人于此转折之机，能不忧虑而奋力乎？

予所谓深研之原典，非指一二习见之书、千古权威之作；就医界整体言之，所传所承自应为医籍之全部。盖后世名医所著，乃其秉诸前人所述，总结终生行医用药经验所得，自当已成今世、后世之要籍。

盛世修典，信然。盖典籍得修，方可言传言承。虽前此50余载已启医籍整理、出版之役，惜旋即中辍。阅20载再兴整理、出版之潮，世所罕见之要籍千余部陆续问世，洋洋大观。

今复有"中医药古籍保护与利用能力建设"之工程，集九省市专家，历经五载，董理出版自唐迄清医籍，都400余种，凡中医之基础医理、伤寒、温病及各科诊治、医案医话、推拿本草，俱涵盖之。

噫！璐既知此，能不胜其悦乎？汇集刻印医籍，自古有之，然孰与今世之盛且精也！自今而后，中国医家及患者，得览斯典，当于前人益敬而畏之矣。中华民族之屡经灾难而益蕃，乃至未来之永续，端赖之也，自今以往岂可不后出转精乎？典籍既蜂出矣，余则有望于来者。

谨序。

第九届、十届全国人大常委会副委员长

许嘉璐

二〇一四年冬

王 序

中医学是中华民族在长期生产生活实践中，在与疾病作斗争中逐步形成并不断丰富发展的医学科学，是中国古代科学的瑰宝，为中华民族的繁衍昌盛作出了巨大贡献，对世界文明进步产生了积极影响。时至今日，中医学作为我国医学的特色和重要医药卫生资源，与西医学相互补充、相互促进、协调发展，共同担负着维护和促进人民健康的任务，已成为我国医药卫生事业的重要特征和显著优势。

中医药古籍在存世的中华古籍中占有相当重要的比重，不仅是中医学术传承数千年最为重要的知识载体，也是中医为中华民族繁衍昌盛发挥重要作用的历史见证。中医药典籍不仅承载着中医的学术经验，而且蕴含着中华民族优秀的思想文化，凝聚着中华民族的聪明智慧，是祖先留给我们的宝贵物质财富和精神财富。加强对中医药古籍的保护与利用，既是中医学发展的需要，也是传承中华文化的迫切要求，更是历史赋予我们的责任。

2010 年，国家中医药管理局启动了中医药古籍保护与利用能力建设项目。这既是传承中医药的重要工程，也是弘扬优秀民族文化的重要举措，不仅能够全面推进中医药的有效继承和创新发展，为维护人民健康做出贡献，也能够彰显中华民族的璀璨文化，为实现中华民族伟大复兴的中国梦作出贡献。

相信这项工作一定能造福当今，嘉惠后世，福泽绵长。

国家卫生和计划生育委员会副主任

国家中医药管理局局长

中华中医药学会会长

王国强

二〇一四年十二月

马 序

新中国成立以来，党和国家高度重视中医药事业发展，重视古籍的保护、整理和研究工作。自 1958 年始，国务院先后成立了三届古籍整理出版规划小组，分别由齐燕铭、李一氓、匡亚明担任组长，主持制订了《整理和出版古籍十年规划（1962—1972)》《古籍整理出版规划（1982—1990)》《中国古籍整理出版十年规划和"八五"计划（1991—2000)》等，而第三次规划中医药古籍整理即纳入其中。1982 年 9 月，卫生部下发《1982—1990 年中医古籍整理出版规划》，1983 年 1 月，中医古籍整理出版办公室正式成立，保证了中医古籍整理出版规划的实施。2002 年 2 月，《国家古籍整理出版"十五"（2001—2005）重点规划》经新闻出版署和全国古籍整理出版规划领导小组批准，颁布实施。其后，又陆续制定了国家古籍整理出版"十一五"和"十二五"重点规划。国家财政多次立项支持中国中医科学院开展针对性中医药古籍抢救保护工作，文化部在中国中医科学院图书馆专门设立全国唯一的行业古籍保护中心，国家先后投入中医药古籍保护专项经费超过 3000 万元，影印抢救濒危珍、善、孤本中医古籍 1640 余种，开展了海外中医古籍目录调研和孤本回归工作。2010 年，国家财政部、国家中医药管理局安排国家公共卫生专项资金，设立了"中医药古籍保护与利用能力建设项目"，这是继 1982～1986 年第一批、第二批重要中医药古籍整理之后的又一次大规模古籍整理工程，重点整理新中国成立后未曾出版的重要古籍，目标是形成并普及规范的通行本、传世本。

为保证项目的顺利实施，项目组特别成立了专家组，承担咨询和技术指导，以及古籍出版之前的审定工作。专家组中的许多成员虽逾古稀之年，但老骥伏枥，孜孜不倦，不仅对项目进行宏观指导和质量把关，更重要的是通过古籍整理，以老带新，言传身教，培养一批中医药古籍整理研究的后备人才，促进了中医药古籍保护和研究机构建设，全面提升了我国中医药古籍保护与利用能力。

作为项目组顾问之一，我深感中医药古籍保护、抢救与整理工作的重要性和紧迫性，也深知传承中医药古籍整理经验任重而道远。令人欣慰的是，在项目实施过程中，我看到了老中青三代的紧密衔接，看到了大家的坚持和努力，看到了年轻一代的成长。相信中医药古籍整理工作的将来会越来越好，中医药学的发展会越来越好。

欣喜之余，以是为序。

中国中医科学院研究员

马继兴

二〇一四年十二月

校注说明

《人元脉影归指图说》旧题晋·王叔和撰，明·沈际飞重订；亦有题为明·缪希雍订刊者。实际作者不详，大致成书于明代。

《脉影》是一部以图形来普及脉学知识（并包含部分望诊知识）的古代医学入门著作。一方面，承前代《脉诀》之说，重撰七言歌诀，开篇即论二十四脉的脉象特点，所生诸病，其后即为其他脉象以及望诊知识的汇集；另一方面，借鉴脉图这一新的表达方式，尝试更多地用图形来介绍脉形。在一定意义上说，《脉影》其实也就是一部《脉诀》类的书。但它更重视用"图"来表达内容，增强了脉象的直观性，因而与前代《脉诀》类书籍相比，是一部更有特色的脉学类专著。

据考察，《脉影》主要有三种版本：其一为缪希雍本（刊于明天启四年，即 1624 年。简称缪本），其二为沈际飞重订本（旧题刊于明天启六年丙寅，即 1626 年，此说根据不详。简称沈本），其三为日本翻刻本（刊于日本庆安三年，即 1650 年。简称日本本）。经研究，此书刊行的相关人则有袁表、缪希雍、沈际飞和龚居中等。

将缪本、沈本、日本刊本做了全书比勘，几种版本的对校表明，各本的脉图部分基本一致，但文本上却互有差异。可以看出，历史上的《脉影》一书存在着不少文本方面的错误或可疑点，不同的刊刻者都在一定程度上纠正了其中的一部分错误，但纠正得都不够彻底。

其中，缪本存留的错误最多。沈本与缪本相比，有34处优于缪本，而没有缪本正确、沈本错误的情况。根据这样的情况看，基本上可以认定缪本在先，沈本在后。

日本本为沈本的翻刻本，但在沈本基础上，又有26处校正（其中1处似手改），在翻刻板木上做了改动。日本本在校勘质量方面又优于沈本，而且又对沈本的校勘形成了全覆盖，亦即包含了沈本全部校改（详见校注后记）。

从缪本到沈本，再由沈本到日本本，后一本的校勘对前一本都形成了全覆盖关系，因而基本上可以认为是同一系列的演进关系。这样的演进符合"后出转精"的常规。

但是，日本本的校勘也没有尽善尽美，因此，有必要对该书作进一步深入的研究。

兹就本次校注有关问题说明如下：

1. 底本与校本

根据以上对该书几种版本相互关系的考察，缪本存留的文字错误最多，因而推测该本为较早刊本。为了能全面保留几种版本的差异信息，决定选择缪本为底本，沈本、日本本、缪乙本（整理者收集到的缪版另一传本，有手改若干处）为校本。此外，本书部分内容亦见于《脉诀指掌病式图说》（旧题《丹溪重修脉诀》，一说李杲著）以及《洁古老人注王叔和脉诀》（张元素、张璧父子在《王叔和脉诀》的基础上分别加上各自的注解写成的书），故亦取此二书用以参校，简称《指掌》和《洁古注脉诀》。又因为部分内容有关《脉诀》，故少量注解会涉及传承于《脉诀》的医书。

2. 版式结构

原书内容可以析离出概述和补注两种文本，但原书字体一致。为了便于阅读，现将其排为宋体和仿宋体两种字体，后者并冠以"【补注】"字样。另外对全书添加了现代标点符号。有些部分根据内容需要调整了分段或分行。

3. 文字应用

按本次整理的要求，全文使用通行简化字。但为了能较好反映原书旧貌以及某些版本之间的文字演变关系，文中部分异体字在首次出现处予以保留，加以注释后说明"以下径改"。通假字只作注释，不改字。讹误字则视具体情况，根据充分者改原文并出校，其他的则只出校而不改原文。

4. 疑难字词注释

原书中费解的疑难字词酌加注释。以疏通文义为目标，一般不引书证。疑难字以汉语拼音加直音字注音。

虽经校注者努力，原书中仍有少数词语难以索解，如原书七表八里各脉都有"升和络""炎和络"等数语出处不详，暂告阙如。敬请读者教正。

重刻《脉诀》序①

　　《脉诀》者，西晋太医令王叔和集扁鹊、张仲景、华元化诸先哲所论脉法之要，并系之以证，俾后学知所适从，其于伤寒尤加详焉。其义幽微，其文简古。近代医师芜陋，罕事探讨，其书遂不行于世间。有抄本刻本，时代渐远，讹谬颇多。余于暇日，稍为订证，通其所可通，阙其所可疑，庶几读者易以通晓。嗟乎！脉理精微，非灵明超悟者不能得。世降风微，圣师罕睹，不由真诠，何缘得入其门耶？哲人往矣，遗言独存。历代名师，莫不祖其微义，嗣其玄旨，始得各著神奇。信乎！医门之龟鉴，百世之准绳也。其衣被②医流，靡有终穷矣！校雠甫毕，吾友于润甫别驾③见而奇之，曰：是书得行，诚有裨于医道，其为利济宏且远矣！亟取付梓人④。既终事，余为序诸简端，以传世云。

天启甲子孟冬月江左遗民缪希雍撰

---

　　① 重刻脉诀序：仅见于缪本，沈本和日本本并无。
　　② 衣被：喻养护。
　　③ 别驾：古官职。本为州级官员，但近古时多为闲职。
　　④ 付梓人：指交付刊印。梓人，指印刷业的刻版工人。

叙^①

脉之为字，从辰从血。许慎曰：辰，水之衺流别也。从反永。徐锴曰：永，长流也。反即分辰也。或从肉。戴侗曰：血理有脉，分行肉中，脉之支辰曰络脉，络脉之支曰孙脉，所以从辰也。周伯琦曰：从辰血会意。俗作脉，非。世人传写既讹，而犹有因而训之者，曰从肉从永，其命名为陌，谓陌陌不断，长永之道也。嗟乎！脉字弗辨，而能辨脉影之何若、脉影之归指何若哉！

偶简旧笥，得《脉影》一书，晋王叔和所譔。夫叔和《脉经》，丰玉而荒谷^②也。昔日《脉经》之晦，刖璞而爨桐^③也；今日《脉经》之著，雷砰而电激^④也。《脉影》附《脉经》以传，剑合而辐共^⑤也。经微此显，经厸此夷^⑥，经渺此近，其于辨脉，若烛照数计而龟卜也。间有与经殊义者，亦盐梅之不同

---

① 叙：此文出自沈际飞本。因论及字形，不宜简化，故本篇依沈本保留繁体原貌。

② 丰玉而荒谷："丰年玉""荒年谷"之省。语出《世说新语》。原指难得之人才，此用喻难得之书。

③ 刖璞而爨（cuàn 窜）桐：喻指好书被埋没。"刖璞"用《韩非子·和氏》中卞和献璞玉反被刖足之典，"爨桐"用《后汉书·蔡邕传》中蔡邕从炊火中得桐木制美琴之典。

④ 雷砰而电激：喻传播迅疾。

⑤ 剑合而辐共：喻相得益彰。"剑合"出《晋书·张华传》。谓张华以雷焕为丰城令，焕掘得双剑，二人分佩。二人死后，焕子持剑经延平津，剑从腰间跃出堕水，但见化为二龙而没。"辐共"出《老子》十一章。喻聚集。

⑥ 经厸此夷：谓经文难解而此文平近。厸，原义狭窄，此谓用语义僻难解。

同味，宫商之不同同调。犹从肉从血均"脉"字之说耳，抑亦辨之。刘守真释脉为"幕"。《尔雅》谓"膜，幕也"。幕、络一体也，非谓脉也。膜则有形，而脉则以神运无形者也。嗟乎！脉乌容易言哉！

吴郡沈际飞题并书

目 录

卷之上

七表脉总要歌

浮按不足举有余，芤脉中空两畔虚。

滑体如珠中有力，实形愊愊①与长俱。

弦如始按弓弦状，紧若牵绳转索初。

洪脉按之皆极大，此为七表不同途。

又歌曰：

浮芤滑实弦紧洪，七表为阳属腑中。

谅②脉明心于指下，根源疾病必能穷。

浮脉图

浮，为③风应人迎，为气应气口。为热，为痛，为呕，为胀，为痞，为喘，为厥，为内结，为满不食。

浮大，为鼻塞。

浮缓，为不仁。

浮眩④，为风眩癫疾。

---

① 愊愊（bì闭）：胀满貌。此指实脉指下盈实感。

② 谅：引申指解、察。

③ 为：此上《指掌》有"为在表"三字。以下各脉名下总括定性之语，本书部分条文有阙，或错位在条文中。

④ 眩：缪本此字左侧欠清，沈本、日本本并作"眩"。据文义，当作"弦"。《指掌》作"大长"二字。

浮滑，为宿食。

浮大而涩，为宿食、滞气。

浮短，为肺伤诸气。

浮滑，为饮，为走刺①。

浮细而滑，为伤饮。

浮滑疾紧，为百合病。

浮数，大便紧、小便数。

浮紧，为淋，为癃闭。

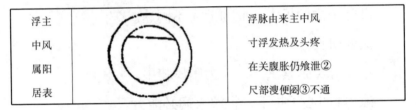

浮主 中风 属阳 居表		浮脉由来主中风 寸浮发热及头疼 在关腹胀仍飧泄② 尺部溲便闷③不通

手阳明升和络。应动者浮也。

浮者④，阳也。按指下浮之散，来紧有力。来如弓弦，去如吹毛。重按不足，轻按有余。再再寻之如前⑤，曰浮也。

浮之证：主其本病，受阴阳气，寒邪在肠与胃也，病在腰脚。其阳明部，在右手寸口，与肺为表里。受寒邪，先客于大肠，病久及肺，则气促而喘也。

---

① 走刺：似指游走性刺痛。
② 飧泄：《素问》王冰注："食不化而泄利也。"
③ 闷：用同"秘"。谓秘涩不通。
④ 浮者：二字原无。据下文例补。
⑤ 再再寻之如前：《洁古注脉诀》作"再再寻之，状如太过"，义长。

浮者，按之不足，举之有余。

与人迎相应，则风寒在经；与气口相应，则气血①虚损。

【补注】浮者，阳也。若水上之萍，风中之云，此浮之状也。

秋得之曰时脉，仲春得之曰死脉。经云：浮为风，为虚，为亡血，为胃虚不食。病之所主，曰咳嗽气促，冷汗自出，背膊②劳强③，夜卧不安。男子手足烦，阴精自出，瘦削不能行，面色薄，烦渴。平，喘悸。妇人怀妊离经④欲生，脉自浮也。人瘦者，脉自浮也。凡此，皆虚之故也。

以三部言之：

寸浮，主中风头痛发热。

关浮，主腹痛心下满⑤。

尺浮，主客阳在下焦，小便难。此阳，阳明也，浮即胃虚。

以六脉言之：

心浮，主头旋目暗。

肝浮，主肝受风，邪气攻，目昏冷泪，筋痿，腹

卷之上

三

---

① 气血：《指掌》作"营血"。
② 背膊：肩背部。
③ 强：《脉诀刊误》及《图注难经脉诀》均作"倦"。
④ 离经：语出《难经》，指脉象稍快或稍慢于正常状态。
⑤ 腹痛心下满：《洁古注脉诀》作"腹胀胃虚空"。

膨胀。

脾浮，主脾胃有伤，气缠①懒食，牙奥②牙宣。

肺浮，鼻塞，大便闵，壮气虚汗，气促咳嗽浓痰。

肾浮，主虚喘精损耳鸣，病淋转筋。

命门浮，主脏冷耳鸣，小便赤，大便闵。

芤脉图

芤，为失血、亡血、衄③血、吐血，为脏毒下血、肠风血痢、酒痢。为虚④。血崩血淋，腥臭失精，为涩。耳内出血，头痛，瘀血在左胁，为血劳。

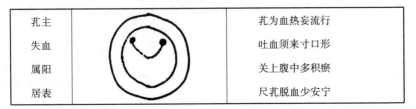

芤主		芤为血热妄流行
失血		吐血须来寸口形
属阳		关上腹中多积瘀
居表		尺芤脱血少安宁

手太阳炎和络者，小肠之脉也。其脉应动者，芤也。

芤者，阳也，芤脉来盛，弦而大奘⑤，而去如吹毛。其按指而不实，指下两头且盛，中间全无，曰芤。

---

① 缠：此指气逆搅扰。

② 奥：沈本同。日本本作"臭"，义长。

③ 衄："衂"的异体字。以下径改"衄"。

④ 芤……为虚：《指掌》作："芤主血。寸芤为吐血，微芤为衄血；关芤为大便出血，为肠痈；尺芤为下焦虚，小便出血。"

⑤ 奘："软"的异体字。以下径改"软"。

主本部①，则卫脉不属，气滑，精不遘②也。血聚淫中，则妇人胎气不安。其部在左手寸口，与心为表里。然芤主失血，寸芤，吐血也。

芤者，中虚旁实，如按慈葱。

与人迎相应，则邪壅吐③血衄；与气口相应，则劳④虚妄行。

【补注】经云：血脱而虚矣。脉于是而芤焉。然妄⑤血失精家，其取芤虚，非一朝一夕之故，其所由来者渐矣！若乃暴伤暴脱，其脉芤者，为难治。故经曰：长病得之生，卒病得之死。病之所主⑥，曰淋漓疼痛，男子失精，女子梦交通，小腹弦急，目眶痛，发⑦落毛焦，此皆虚之故也。

以三部言之：

寸芤，主吐血，微芤则衄血。

关芤，主胃中虚，膈俞伤，大便去血数升。

尺芤，主下焦虚，小便血或下血。

以六脉言之：

---

① 本部：据文例即"本病"，"部"字误。

② 遘：同"构"，构成。

③ 吐：《指掌》无"吐"字，义长。

④ 劳：《指掌》作"营"，义长。

⑤ 妄：通"亡"。

⑥ 主：原作"王"。缪乙本手改作"主"，沈本、日本本亦作"主"，合本书文例，据改。

⑦ 发："髪（发）"的异体字。以下径改为"发"。

心芤，主吐血，脏毒下血，肠痈毒，手足酸，筋枯。

肝芤，主肠风，酒痢，左胁瘀血积。

脾芤，主气逆泻血，胃虚，肠血满。

肺芤，主衄血，头痛。

肾芤，主血淋，小便秘结，遗精，血崩。

命门芤，主淋漓出血。

滑脉图

滑，为吐，为满，为咳，为热，为伏痰，为宿食，为蓄血，为经闭，为鬼疰，为血气俱实。

滑数，为结热。

滑实，为胃热。

滑散，为瘫痪①。

和滑，为妊娠。

滑而大小不匀，为必吐，为病进，为泄痢。

滑浮大，小腹痛，弱则阴中痛，大便②亦然。

滑主		滑脉多为吐逆时
呕逆		寸关三部一般推
属阳		尺中若见须便利
居表		月水难通亦主之

足太阳膀胱灵源络，应动曰滑也。

---

① 瘲："瘲"古俗字。

② 大便：《指掌》作"小便"。

滑者，阳也。指下寻之，往来流利，替替然①而动，如珠相贯而不绝。按之则伏，举之有余②，曰滑也。

主本病，肾气反受水邪为脾病，足太阳邪气肝③于脾，故肾气反实，胜于膀胱，令人脾虚。趺阳脉滑者，胃气虚，其部左右手尺中应得者，亦本形也，亦曰伤暑也。

得④者，往来流利，有如贯珠。

与人迎相应，则风痰潮溢；与气口相应，则凝滞⑤。

【补注】论曰：滑之体，非独阳也，非独阴也，乃纯阳正阴，和合交结，不能独散而然也。然则，随阳化曰热，随阴化曰寒⑥。病之所主，为风温，为热实，为下利，为宿食，为多血少气，为阳气衰，为阴气有余，亦主胃寒。

以三部言之：

寸滑，主阳实，胸中壅满，吐逆。

关滑，主气满，故不下食，食即吐⑦。

尺滑，主血气俱实，男子尿血，女子经脉不利⑧。

---

① 替替然：像圆珠在指下滑过之貌。
② 按之则伏，举之有余：《洁古注脉诀》作"按之即伏，不进不退"。
③ 肝：沈本同，日本本作"胜"，义长。
④ 得：诸本同。依例当作"滑"。《指掌》正作"滑"。
⑤ 凝滞：按例本句应为五字。《指掌》作"涎饮凝滞"，可参。
⑥ 随阳化曰热，随阴化曰寒：原作"随阳化曰热，化曰寒"，据沈本、日本本改。
⑦ 主气满……食即吐：《洁古注脉诀》作"则胃寒不下食"。
⑧ 主血气……经脉不利：《洁古注脉诀》作"则下焦停寒"。

以六脉言之：

心①滑，主上焦满，吐逆痰壅，渴。

肝滑，四肢困疼，头旋筋急目暗。

脾滑，主风寒久停，渐成霍乱。

肺滑，主中风，痰涎壅塞，四肢增寒②，疮疡气逆。

肾滑，主小便不调，赤白浊③带，腰膝疼，久成瘕疾。

命门滑，主四肢酸疼，小便秘，阴脉物痛④。又尺脉滑亦本形。跌阳脉滑，胃气实。

实脉图

实，为热，为呕，为痛，为气塞，为喘咳，为大便不禁。

实紧，为阴不胜阳，为胃寒，为腰痛，为关格不通，为邪耗正直，气不固，为小便难⑤。

实主		寸口脉实胃中热
下利		关实中寒下利多
属阳		尺部见之脐下痛
居表		小便赤涩少安和

---

① 心：原阙，沈本同。据日本本补。

② 增：通"憎"。《墨子·非命下》："帝式是增。"毕沅云："增、憎字通"。

③ 浊：原作"渴"，沈本同。据日本本改。

④ 阴脉物痛：诸本同。疑当作"阴胲（核）痛"，"胲"旁注为"物"，又混入正文。

⑤ 为关格……小便难：《指掌》无此十七字。

足阳明枢光络者，络中之阳也。其应动脉曰实也。

脉大而长，按之隐指幅幅然，举指有力，浮沉皆等，不疾不迟，应指来之至坚，故曰实也。

其本病，则伏阳邪之气内传而反，寒邪客于脾，故不胜，则脾虚不食，四肢劳倦，脐腹切痛，小便失部。其本部在左手关上，主肌肉。其络起于鼻，终于目。

实者，举按有力，不迟不疾。

与人迎相应，则风寒贯经；与气口相应，则血气壅塞①。

【补注】惟阳邪内伏，盈盛着满，脉自实也。岐伯曰②：胃脉实则胀。岂非邪实于中之谓也？病之所主，为脾气虚弱不能饮食，真气不固，小便不禁，精气不化，四肢劳伤，又为关格，不得下通。

以三部言：

寸实，热在脾，呕逆气塞。

关实，胃中痛。

尺实，小腹痛，小便难或不禁。

以六脉言之：

心实，主上焦积热痞满，多惊狂言喘渴。

肝实，主左胁满，怒气伤情，劳倦，筋疼肢痛，痈毒血痢。

---

① 血气壅塞：《指掌》作"气血壅脉"。
② 曰：原脱。据《素问·脉要精微论》补。

脾实，主右胁脐腹满痛，里急后重。

肺实，主喘咳鼻塞，五心烦，咽膈不利。

肾实，主小腹坚满渴，带下，久成转筋。

命门实，主腹痛腰背痛，惊惕。

弦脉图

弦，为寒，为痛，为饮，为疟，为水气，为中虚，为厥逆，为拘急，为寒癖，为积①。

左右上下②双弦，为胁急痛。

弦而钩，为胁下痛刺。

弦急，为恶寒③。

弦长，为积，随上下左右。

弦主 拘急 属阳 居表		脉弦如弦本属肝 多为急痛亦为寒 寸胸关腹尺脐下 三部须当各自看

足阳明真应络，其应动者，弦也。

指下寻之如弓弦状，举之有余，按之不移。又曰：浮紧乃为弦也，本病在脾，标病在胃。受④木之邪气，则内

---

① 为积：《指掌》无此二字。

② 左右上下：《指掌》无此四字。

③ 弦急，为恶寒：《指掌》作"弦紧，为恶寒，为疝瘕，为癖，为瘀血"。在前文"左右上下双弦"句前。

④ 受：缪乙本作"爱"，底本原亦为"爱"，手写为"受"，沈本、日本本作"受"。据上下文，当作"受"，从改。

不荣泽，手足痛，皮毛焦枯干，气痞厥逆，冷气呕吐清水，不厥①。脐腹满，手足不屈伸。

弦者，濡而滑，端直以长，阳弦头痛，阴弦腹痛②。

【补注】弦者，阴中之阳也。以其虽阳而未离乎阴，故仲景独列于阴脉名。《脉经》曰：弦为虚寒，为反胃，为支饮。病之所主，曰劳风，乏力盗汗，多生皮毛枯稿③，筋挛癫病，为脏冷，经水适断，怀妊不成，皆弦之所主也。

以三部言之：

寸弦，主心下愊愊然，微头痛，心下有水气。

关脉弦，主胃中有寒，心下厥逆。

尺脉弦，主少腹疼及脚中拘急。

趺阳脉弦，必肠痛④下血。

以六脉言之：

心弦，主急痛似物碍，上焦急，头痛，或寒或热，夜梦多惊。

肝弦，血冷，筋脉紧，腹中疼痛。

脾弦⑤，主胃寒疟⑥疾，欲吐不吐，盗汗，手足酸疼，

---

① 不厥：此与前"厥逆"相反，疑原文有误。
② 痛：此下据文例应有阙文。《指掌》相应文字为："弦者端紧径急，如张弓弦。与人迎相应，则风走挂痛；与气口相应，则饮积溢疼。"
③ 稿：通"槁"。槁，干枯。
④ 痛：《脉经》卷八第十三作"痔"。
⑤ 弦：原作"弱"，缪乙本、沈本同。据日本本改。
⑥ 疟：原作"瘅"，诸本同，据文义改。

脾疼，梦惊，气攻右胁，久成痞块。

肺脉弦，主背膊劳伤痛，膈气疼痛，痰嗽气急，盗汗乏①力。

肾弦，主头旋腰疼，劳热血少，小肠疼，腹胀，女子月经不通。

命门弦，主筋疼，足不能行。

紧脉图

紧，为寒，为痛（头骨肉等），为咳，为喘，为满。

浮紧，为肺有水。

滑紧，为蛔动，为宿食，为呕逆。

紧急，为遁尸。

紧数，为实热。

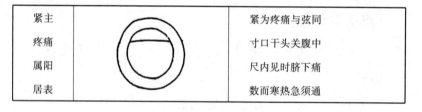

紧主		紧为疼痛与弦同
疼痛		寸口干头关腹中
属阳		尺内见时脐下痛
居表		数而寒热急须通

手太阳小肠真玄络，其应动曰紧也。

紧者，其脉来之且急，去之且速。按举急大，如转索无常者，紧也②，曰紧。主伏阳邪在腹。

---

① 乏：原作"之"，沈本同。缪乙本、日本本并作"乏"，疑似手改。参缪乙本、日本本，据文义改。

② 紧也：此二字与下句"曰紧"义重，据文例当删。

本病发，则在手少阴心经。受邪盛，则发狂癫，妄言失志，心神不宁，喜笑。标病外传于阴，则头目恍痛，腹满结瘕也。

其本部在左手寸口，与心为表里。

紧者，动静①无常，如纫②单线。

与人迎相应，则经络伤寒；与气口相应，则脏腑作痛。

【补注】紧之为病，为寒，为实。若浮而紧者，邪在表也，法当汗；沉而紧者，邪在里，法当下；脉来之乍紧者，邪在胸中，法当吐之。

紧之为脉，其为害也，不为不甚。然在寸口，其证多矣！或膈上有寒，或膈下有水，寒在上焦，风满而噎；或风寒外入，病苦③头宿食内停腹中不化，此皆寸口脉紧所主也。

关紧，则心下苦满急。

尺紧，则脐下少腹痛。

若夫阴阳俱紧者，清④邪中于上，浊邪中于下，必霍乱而吐利，或中恶蛊毒虫侵。

以六脉⑤言之：

---

① 动静：《指掌》作"动转"。
② 纫：搓绳。此谓手下有单绳绞转感。
③ 苦：原作"若"，沈本同。据日本本改。
④ 清：原作"清"，据沈本、日本本改。
⑤ 六脉：以下分条描述中脱"脾紧"条。

心紧，主头疼，上焦痛，烦渴，心疼①，小便难。

肝紧，主惊风，筋脉拘挛，腹痛，伏阳上冲，为狂寒热。

肺紧，主大便秘，上膈气膨亨，食头痛。

肾紧，主为淋漓病，疝气，耳聋齿痛，脚膝疼。

命门紧，主小肠虚鸣，阳②中痛。

洪脉图

洪，为胀，为满，为热，为痛，为烦。

洪实，为癫。

洪紧，为痈疽，为喘急，亦为胀。

洪大，为祟③。

洪浮，为阳邪未④见。

洪主 壮热 属阳 居表		脉洪为热属于阳 寸主胸中并胁旁 关是胃中还吐逆 尺分小腹及回肠

又歌曰：寸洪主气胸中满，关上逢⑤之胃即虚。见食自然不欲食，尺中小腹痛来居。三部俱洪三部热，四肢无

---

① 疼：沈本、日本本作"痛"。

② 阳：疑为"肠"字之形误。沈本、日本本正作"肠"。

③ 祟：原作"崇"，沈本同。据日本本改。

④ 未：《指掌》作"来"，义长。

⑤ 上逢：二字原阙。沈本、日本本作"上逢（逢）"，据补。缪乙本手补"若见"二字。

力困方祛。

手少阳三焦通真络，其应动曰洪也。

其脉来之极大，去之且长，按之满指，曰洪。

应本病：伏阳逆于三焦受邪，故令头痛虚肿①，四肢脚手酸疼，甚则逆于膀胱，小便赤涩，反则传于大肠切痛。右手寸口得之，则肺经久病也。三焦者，与胞②络为表里，有名而无形，寄在胸中，邪干三焦也③。

【补注】洪脉之体，浮而大，如水洪④流，波涌然陇起，是谓洪。其独在指下，举按极大。经曰：伤寒热病，其脉洪。此其纯阳无阴之谓故尔。

以三部言之：

寸洪，胸满烦热。

关洪，主胃热口干⑤。

尺洪，主大小便秘涩，便血脚酸。

以六脉言之：

心洪⑥，主心虚狂言，胃弱。

---

① 肿：原作"种"，据沈本、日本本改。
② 胞：原作"饱"，据沈本、日本本改。
③ 也：此下据通例应有阙文。《指掌》中相关文字为："洪者来之至大，去之且长，与人迎相应，则寒壅诸阳；与气口相应，则气攻百脉。"
④ 洪：原作"共"，沈本、日本本同，缪乙本手改为"洪"，据改。
⑤ 胃热口干：《洁古注脉诀》作"翻胃吐食"。
⑥ 洪：原作"胸"，缪乙本、沈本同。依例当作"洪"，日本本正作"洪"。据改。

肝洪，主目赤，中焦虚热，烦闷。又主左瘫①，盗汗带下，热呕。

脾洪，主气积脾困，口干，倦怠潮热，番胃②不食。脾洪主中风瘫疾，烦躁③，气息气壅鼻燥。

肾洪，主赤淋，赤涩盗汗，发渴，或阳道虚肿，茎中痛，或阴门肿痛，小腹痞痛，为虚阳上攻。

命门洪，主小便出血，耳聋。

八里脉总要歌

八里纯阴识最深，常于指下慢沉沉。重手分明当切骨，脏腑沉疴固易寻④。

微脉图

微脉，为虚，为弱，为衄，为呕，为泄，为亡汗，为拘急，为中寒⑤。微弱，为少气。

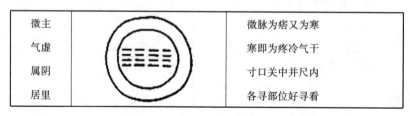

微主		微脉为瘕又为寒
气虚		寒即为疼冷气干
属阴		寸口关中并尺内
居里		各寻部位好寻看

---

① 左瘫：古人有以左右分瘫痪者，谓左瘫右痪。故称。

② 番胃：亦作"翻胃"，即反胃。气逆胃反，食后辄吐或食久呕吐之症。

③ 躁：原作"燥"，据文义改。后文径改。

④ 寻：原作"等"，沈本、日本本作"寻"，义长，据改。

⑤ 为中寒：此三字《指掌》在下句"少气"之后。

又歌曰：寸微胸中多冷气，关上微来胃腑寒。尺若见兹皆厥逆，腹中拘急胃相干①。三部得微三部冷，连治三焦荣卫安。

足少阴去冲络，其应动曰微也。

微者，阴也。按之若有若无，举指全无，指下寻之，往来细极而软，沉按若有，曰微也。

应本病：身体沉重，腰脚急痛，烦渴数饮，小便浓。微则为虚，故亦主泄。妇人崩中带下，子宫冷痛，胎不安。左手寸口得之，寒邪客，邪客②于心经。又曰：阳不足，阳微则恶寒，阴微则下利。

微者，极细而软，似有若无。

与人迎相应，则风暑自汗；与气口相应，则微阳脱泄。

【补注】诸微者，亡阳也。故其来之极细而软，欲绝不绝，若有若无，或薄而厚，按之欲尽，乌得不为亡阳。邪病之所主，吐下。主亡血，主败血不止，面色无光。若阳微者，恶寒；阴微者，下利。此皆阴阳不足，气血俱虚故也。年少者为亡血，乳子下利，为居经③。若曾经下④吐

---

① 干：原书似"于"，该书"干""于"相似，沈本亦似，日本本作"干"。并据文义改。

② 邪客：据上下文，疑衍。"邪客"二字不当重出。

③ 居经：语出《脉经》卷九。指妇女月经每三个月一行而无症状者，属正常生理现象，亦有血虚或禀赋不足者。按《脉经》中，"居经"与"乳子下利"二者为并列项。

④ 下：当作"汗"。

下后脉无者，盖以自无津液。此阴阳将自和，欲愈之脉也。然则，阳微法曰不可发①汗，阴微不可下。

以三部言之：

寸微，主苦寒，为衄。

关微，主胃冷，心下拘急。

尺微，主发逆，小腹拘急。

以六脉言之：

心微，主上焦冷，心气不足，恍惚有忧，气促②呕逆，风寒攻疰，久成瘫痪。

肝微，主气胀，头旋，筋痿，身冷。

脾微，主胸膈胀满，胃虚气乏不能食，冷积不消，或泄如鱼冻。

肺微，主冷嗽，寒痰在胸膈，水块作痛。

肾微③，主身寒足冷，小便乍数乍涩，男子精败成④浊，女子血败成带。阴阳气竭，久成骨蒸焦渴，又主阴毒伤寒。

命门微，主血衰气乏，脐下聚块，脏冷多泄。

---

① 发：原作"法"，沈本同。日本本作"发"，义长，据改。

② 促：原作"足"，沈本同。日本本作"促"，缪乙本亦手改作"促"，据改。

③ 微：原作"虚"，各本同。据文例改。

④ 成：原作"或"。沈本、日本本作"成"，与下句一致，据改。

沉脉图

沉，为在里，为寒。为喘，为癥，为痕，为实，为水①。为臂不能举，为下重，为瘀血②。

沉重，不至寸，徘徊绝者，为遁尸。

沉紧，为悬饮。

沉迟，为痼冷。

沉重，为伤暑发热。

沉弱，为寒热。

沉滑，为水风③。

沉紧，又为上热下冷。

沉细，为少气沉重④。

直前而绝者⑤，为瘀血。

沉重而中散，为寒食成痕。

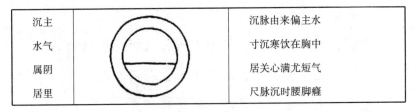

沉主		沉脉由来偏主水
水气		寸沉寒饮在胸中
属阴		居关心满尤短气
居里		尺脉沉时腰脚癃

足少阴阳光络，其应动曰沉也。

---

① 为实，为水：四字为总括语，《指掌》在前"在里"之后，可从。
② 为臂……瘀血：《指掌》无此句，各病证散见以下句。
③ 水风：《指掌》作"风水"，下有"为下重"三字。
④ 沉重：《指掌》此下有"臂不能举"四字。
⑤ 直前而绝者：《指掌》作"沉重而直，前绝者"。

其脉之来，举指不见，按之着骨，往来有力，曰沉也①。

应本病：则气胀，两胁下满，关不利，呕吐清水，甚则发寒，手足厥逆。阴证则沉而迟，宜温之；或沉而数者，有热也，宜下之。少阴主肾，肾恶燥，或渴而饮水；肾有余热，亦口燥舌干而渴。尺寸俱沉者，肾病也。

沉者，举之不足，按之有余。

与人迎相应，则寒伏阴经；与气口相应，则血凝脏腑。

【补注】沉者，阴也。潜藏于内，秘而不出，伏迹在下，其为害也尤甚焉。然病之所主，曰邪在于内，两胁多满，四肢多冷。然沉之体虽一，而治法有差，或汗，或下，或温，或不可温，可执②之。

以三部言之：

寸沉，主上焦有寒，胸中有水，气短而引胁痛。

关沉，主中焦有寒，心下有水，苦满吞酸。

尺沉，主下焦寒，肾冷，腰背疼痛。

以六脉言之：

心沉，主气胀，手足冷，转筋，阴燥，心气刺痛。

肝沉，主水肿，血冷，气短，肠鸣痞满。

---

① 其脉之来……曰沉也：《洁古注脉诀》作"指下寻之似有，举之全无，缓度三关，状如烂绵，曰沉"。

② 执：把握，权衡。

脾沉，主腹满，积冷，气块忧结。

肺沉，主冷嗽气胀，痰膈喘急。

肾沉，主水腹冷胀，浊带下，耳内蝉鸣，小便稠数。

命门沉，主疝气，背疼，阴温①痒，阴痛，带下如泔。

迟脉图

迟，为寒，为痛。为咽酸。迟为涩，为癥瘕②。

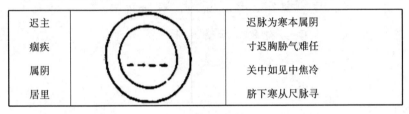

迟主		迟脉为寒本属阴
癎疾		寸迟胸胁气难任
属阴		关中如见中焦冷
居里		脐下寒从尺脉寻

手少阴施神络，其应动曰迟。

举指不见，重手乃③得，往来隐隐，相续不利，吸呼三至，去来极迟。

其应本病：肾气逆冷，虚汗频自出，心气不交于肾，肢肿疼痛，皮肤焦黑，不欲饮食，腰脚不重，重衣不暖，骨寒也。左右寸口迟者，寒气客于心，意烦体重。右手关脉迟，则胃冷不能食，咽喉口吐清水。

迟者，应动极缓，按之尽牢。

---

① 温：诸本同。似当作"湿"。

② 迟……癥瘕：《指掌》作："迟，为寒，为痛。迟而涩为癥瘕，咽酸，迟滑为胀，迟缓为寒。"义长。

③ 乃：原阙，据文例补。

　　与人迎相应，则温寒凝滞；与气口相应①，则虚冷沉积。

　　【补注】迟为阴脉，以其寒气在脏故也。经曰迟为寒，宜温之，此则未易攻也。若夫太阴之脉，既缓且迟，脾之真性，则血满肌肉，故不嫌于迟也。

　　以三部言之：

　　寸迟，主上焦寒，手足厥冷，气胀攻痛。

　　关迟，主中焦有寒，吞酸吐水。

　　尺迟，主下焦寒，小便多，赤白②浊。

　　以六脉言之：

　　心迟，主积冷，心气痛。

　　肝迟，主痞满，筋疼，血弱头眩，睡卧不宁。

　　脾迟而缓，则本宫脉若迟甚，主腹膨不食，食难闭饱，恐作谷疸。

　　肺迟，主冷泻，冷谷嗽③，憎寒头痛。

　　肾迟，主元气不和，腰重心闷，小便多，血海冷崩，子宫寒，小腹冷疼，久成冷劳。

　　命门迟，主血弱筋痓，肚寒，大腑冈。

伏脉图

　　伏，为霍乱，为疝瘕，为水气，为溏泄，为停痰，为

---

　　①　之尽牢……与气口相应：十八字原脱。据沈本、日本本补。"温寒"《指掌》作"湿寒"，义长。

　　②　白：原作"自"，沈本、日本本并作"白"，据改。

　　③　冷谷嗽：沈本、日本本作"冷嗽"，义长。

恶脓贯肌，为宿食，为诸气上冲。

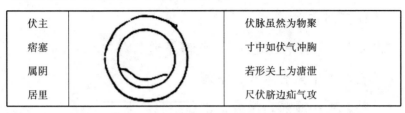

伏主		伏脉虽然为物聚
痞塞		寸中如伏气冲胸
属阴		若形关上为溏泄
居里		尺伏脐边疝气攻

　　手太阴肺之经冲化络，其应动曰伏也。举指全无，按之不见，再再寻之，重按着骨。指下佀①有，呼吸却去②，曰伏也。

　　应本病，则毒气闭塞，三关不利，阴阳不为，盖手足沉重，四肢厥冷，三焦不合，气逆相搏，故伏结荣卫，胸中不利。其本位则右手寸口脉，伏则虚热上冲，胸中水结，冷痰并积。

　　伏者，沉隐不出，着骨乃得。

　　与人迎相应，则寒温固闭；与气口相应，凝则思滞神③。

　　【补注】经曰：关上沉不出，此伏之状也。且伏且隐，匿而虽④见，阴之极也。惟上气注液，宐⑤乎伏者，谓有根

卷之上 ── 二三

----

　　① 佀：原作"侣"，沈本、日本本作"佀"，"似"的异体字，据改。以下径改为"似"。

　　② 举指……却去：《洁古注脉诀》作"指下寻之似有，呼吸定息全无。再再寻之，不离三关"。

　　③ 凝则思滞神：沈本同。本句有误，依例当乙作"则凝思滞神"或"则思滞神凝"。日本本正作"则凝思滞神"。《指掌》作"则凝思凝神"。

　　④ 虽：据上下文，当作"难"。

　　⑤ 宐：同"宜"。沈本、日本本即作"宜"。

蒂而不脱故也。

以三部言之：

寸①，主胸中气逆气②，吃塞不通。

关，主中焦有水气，溏泄。

尺，主小腹痛，癥瘕，水谷不化。

以六脉言之：

心伏，主胸中冷，气虚膈胀。

肝伏，主筋寒骨痛，气块，气血积滞，左胁疼。

脾伏，主胃气虚，水肿胀满，气痞秘满，四肢③沉重，温泄。

肺伏，主气逆，壅滞呕逆，不治，则成脑背痈疖。

肾伏，主阴冷，瘕疝，腰脚膝酸痹，脐腹紧④痛。

命门伏，主三焦壅滞，久积瘕疝，浊带，女子绝产。

缓脉图

缓，为在下，为风，为寒，为痹，为弱，为疼，为不仁，为气不足，为眩晕。

缓而滑，为热中。

缓而迟，虚寒相搏，食冷则咽痛。

---

① 寸：依本书通例，当作"寸伏"，以下两句类推当作"关伏""尺伏"。下文各脉下仿此。

② 气逆气：诸本同。似衍一"气"字。《脉经·平三关病候并治宜》本句作"胸中逆气"。《洁古注脉诀》作"积气胸中"。

③ 肢：原作"腹"，沈本、日本本并作"肢"，义长，据改。

④ 紧：原作"肾"，沈本同。日本本作"紧"，义长，据改。

缓主		经言缓脉为风结
麻痹		寸缓微肤有不仁
属阴		关缓胃虚不能食
居里		尺中如见是虚惊

足太阴脾经盈白络，其应动曰缓也。

缓者，应指大且甚，来去亦迟。举之且散，阴阳同等，浮大而涩，名曰缓也①。

应本病，于脾故曰②四肢拘急，气促，身体沉重，烦躁筋急，痛引小肠，伏逆胀急不伸，脐腹癥结瘕聚，夜惊悸如人将捕之，意悲，面色泽。

其部左右手关上得之，为脾之本形，故阿阿而缓缓③；阿阿而缓者，大而软，去来微迟。

与④人迎相应，则风热入脏；应气口⑤，则怒极伤筋。

【补注】缓之状：去来似迟，小驶⑥于迟，阴阳同等，浮沉相得。夫缓者，和之谓。经曰：太阴之脉尝缓而迟，乃阳气长，其色鲜，其颜光，其声商，毛发长，此冲和之气洋溢故尔。若泛而为病，则为虚为痹为气。

---

① 缓者……缓也：《洁古注脉诀》作"指下寻之，往来迟缓，小于迟脉，曰缓"。

② 于脾故曰：四字意不顺，疑衍。

③ 缓缓：此处不当重文。疑衍一字。

④ 与：此上《指掌》有"缓者，浮大而软，去来微迟"十字。较合文例。

⑤ 应气口：依例当云"与气口相应"。

⑥ 驶：原作"駃"，沈本同。据日本本改。"駃"，同"快"。

以三部言之：

寸，主皮肤不仁。

关，主不欲饮食①。

尺，主脚弱下肿小便难或遗沥②。

以六脉言之：

心缓，惊怯口干，痰壅气促，妨闷③。

肝缓，中风邪，伤筋，皮肤顽麻。

脾浮缓，则气满痛；沉缓而迟，则脾冷停饮。

肺缓，风温相干。

肾缓，阴痿，梦交瘕④疝。

命门缓，主水土交攻不食。

涩脉图

涩，为少血，为亡血，为气不足，为逆冷，为下利，为心痛。

涩而紧，为痹，为寒温⑤。

---

① 不欲饮食：《洁古注脉诀》作"腰痛难伸"。
② 主脚弱……遗沥：《洁古注脉诀》作"则饮食不消"。
③ 妨闷：同"烦闷"。
④ 瘕：原作"癫"，据沈本、日本本改。瘕疝，阴囊肿坠之证。
⑤ 温：沈本同。日本本作"湿"，义长。《指掌》亦作"湿"，其下还有"涩细为大寒"五字。

涩主	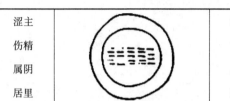	涩为血滞兼多痹
伤精		寸卫关荣气定虚
属阴		尺涩足中须逆冷
居里		腹中鸣响①似雷居

手少阴冲和络，其应动者涩也。

举之不足，按之着骨，来往难②，细而迟，去之不利，往来之间如刮竹，时一止有力，曰涩也③。阳气有余，则血少，故身热无汗而脉涩也。

应本病：肢节疼痛，荣卫不相随，血行荣中。其左手寸口得之，则少阴上焦冷；尺中得之，则气厥，并精气自滑也。

涩者，三五不调，如雨沾沙。

与人迎相应，则风湿寒痹；与气口相应，则④津汗血枯。

【补注】涩者，极细而迟，浮而短，短而止，止而复来，往来难，势若轻刀之刮竹。病之所主，曰少血多气，腹中气结，内则心痛，外则中雾露毒。伤寒得之，曰汗下亡血，或汗出不彻。女子得之，为血不足，为下利居经，为败血病。少妇得之，止⑤无子孕。妊妇得之，胎痛不安，

① 响：原作"向"。据沈本、日本本改。
② 难：沈本同。日本本作"极"，连下句，义长。
③ 举之……涩也：《洁古注脉诀》作"指下寻之似有，举指全无，前虚后实，无复次第，曰涩"。
④ 则：诸本脱。据本书文例补。
⑤ 止：沈本同，日本本作"主"，义长。

亦主胎漏。

以①三部言之：

寸，主病寒湿，胃气不足。

关，主气血逆冷②。

尺，主下血不利，多汗，足胫逆冷，小便赤，小肠冷。

以六脉言之：

心涩，主精血俱败，胸痹心痛。

肝涩，主眼昏血少，血聚结聚块。

脾涩，气痞上逆。

肺③涩，肺败，气胀喘促。

肾涩，伤精败成久虚劳。

命门④涩，主漏精浊带。

濡脉图

濡⑤，为虚，为痹，为自汗，为气弱，为下重。

濡而弱，为内热外冷，自汗，为小便难。

---

① 以：诸本脱。据本书文例补。

② 气血逆冷：《洁古注脉诀》作"血散而难停"。

③ 肺：原作"肝"。不合本书通例，据沈本、日本本改。

④ 命门：二字原脱，沈本亦脱。据本书通例补。日本本有此二字。

⑤ 濡（ruǎn 阮）：同"软"，柔软。

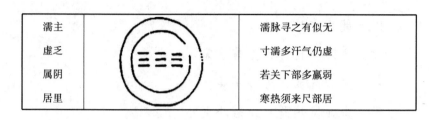

濡主	濡脉寻之有似无
虚乏	寸濡多汗气仍虚
属阴	若关下部多羸弱
居里	寒热须来尺部居

手厥阴心包络曰元盈络，其应动曰濡也。

按之不见，轻手乃得，全无力，再再寻之，往来绝无。

曰病①应本病：气促力劣，五心烦热，头痛耳鸣，元气脱，精神恍惚；甚则四肢沉重而乏，骨蒸。左手寸口心部见之，心气少而劣，不多言，意不乐。其脉体与缓涩迟脉稍殊，其为冷证皆一同也。

濡者，按之不见，轻手乃得。

与人迎相应，则寒湿散慢②；与气口相应，则飧泄缓弱。

【补注】濡者，极软而浮细，轻手乃得，状如绵在水中。经曰：诸濡者亡血。其所主病，则少气力，五心烦热，胸③转耳鸣，下元极冷，此虚之甚。若伤寒④得之邪在厥阴，舌卷囊缩。

---

① 曰病：诸本同。据例，二字疑衍。或当作"曰濡也"，连上句。
② 慢：《指掌》作"漫"，义长。
③ 胸：沈本、日本本作"脑"，义长，可从。
④ 寒：原脱，沈本亦脱。据日本本补。

卷之上

二九

以三部言之①：

寸，主阳虚自汗，上焦有寒。

关，主脾气弱，虚冷下重。

尺，少血发热恶寒，若小便难。

以六脉言之：

心濡，主四肢酸，冷汗愦惓②，骨蒸烦躁。

肝濡，主受湿冷雾露之气，精枯筋痿目眩。

脾濡，主脾困，中腕③冷痛，吐泻。

肺濡，主冷嗽冷胀，气乏，气逆促短。

肾濡，主阳消阴躁④，遗精败血，浊带，两足逆冷，耳鸣。

命门濡，主劳伤虚损，病寒热。

弱脉图

弱，为虚。为风热，为自汗。

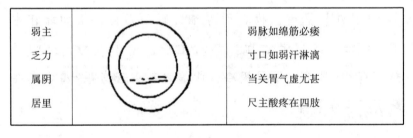

弱主		弱脉如绵筋必痿
乏力		寸口如弱汗淋漓
属阴		当关胃气虚尤甚
居里		尺主酸疼在四肢

---

① 之：原脱。据本书通例补。
② 愦惓：烦乱倦怠。惓，同"倦"。
③ 中腕：当作"中脘"。脐至剑突之中间部位。
④ 躁：诸本同。疑当作"燥"。

足厥阴肝之经，神视玄灵络，应动者曰弱也。

按之不足①，轻手似有，极软而沉细，再再寻之，怏怏②相续。应指如烂绵，指下欲绝，曰弱也。

病③本病：则荣卫相离，水火不交，气血不相盈，荣卫独行于表，血气内耗，而邪气乃内传，阴气自绝，故恶寒，以阴虚故也。关热则胃虚，又不可太攻热，热去则寒生也。

弱者，按之欲绝，轻软无力。

与人迎相应，则风湿缓纵；与气口相应，则筋绝痿弛。

【补注】弱，为阴，为虚，为悸。其体沉极，软而沉细，按之欲绝。盖真元不足，气血虚损所致。论曰：呕而脉弱，小便利，身微热见厥者，难治，以阳气大衰故也。咳逆上气脉弱，为热，不得卧者死；若久咳数年脉弱者，可治。惟下利不嫌于弱也。

以三部言之：

寸，主自汗短气。

关，主胃气虚，胃中有客热。

---

① 足：沈本、日本本作"见"。
② 怏怏：勉强貌。谓脉弱难寻，指下难以触及。
③ 病：诸本同。据本书文例，当作"应"。

尺，主少气，少血，虚热。

以六脉言之：

心弱，主倦怠，手足酸疼，夜梦不宁。

肝弱①，主血衰筋枯，气乏无力，产后血气面肿。

脾弱，主湿胜，霍乱不食，多困浮肿。

肺弱，主冷汗，憔悴，血风。

肾弱，主肾元虚败，阴痒，遗精，浊带。

命门弱，主脐以下冷，骨节烦疼。

九道脉法歌

夫圣人设法岂苟然哉？将以救生灵之困，若扶②夭枉于夭年。然分七表八里十五脉，灌注五脏六腑，决死生于指下，定祸福于人迎。况天有二十四气，以应天道，故以九道脉③辅之，共二十四候，所以尽于玄微也。

歌曰：

长脉纯阳过本位，浑身壮热四肢烦。

短脉纯阴还不及，腹中生气恶煎寒。

---

① 弱：原作"病"，沈本同。日本本作"弱"，合例，据改。
② 扶：救助。
③ 九道脉：即下文所论之长脉、短脉、虚脉、促脉、结脉、代脉、牢脉、动脉、细脉。

虚脉寻之如柳絮，少力多惊仍①怯惧。

小儿必主成慢惊，恍惚于身并战怖。

促脉为阳指下数，并居寸口如珠落。

血居心肺肉成班②，面目生疮眼如瘼③。

又歌曰④：

结脉能为复往来，四肢麻痹痛心催。

气闷连心不能举，但通气息自然开。

代脉为阴起复止⑤，形容羸瘦不能言。

牢脉为阴按若无，骨痛气结极难舒。

动脉为阴不往来，虚损劳败四肢摧。

细脉为阴细似丝，按⑥之指下极沉微。

却至脑后成腹痛，乏力少精多骨痿。

凡此九道之脉，皆不系七表八里之数也。诊其候，若见九道脉候，其人病久，必重危困也。

歌⑦曰：表里看三部不知，须于指下悟玄微。三关九候分明别，若会阴阳定不遗。

---

① 仍：再；又。

② 班：通“斑”。

③ 瘼：通“膜”。指眼中生膜。

④ 又歌曰：三字原在下文“四肢”二字之上，据文意移至此。

⑤ 止：此上原衍“也”字，沈本同。日本本无，据删。

⑥ 按：原作“指”，沈本、日本本作“按”，义长，据改。

⑦ 歌：原作“謌”，“歌”的异体字。据常例改，下同。

又歌曰：阴阳之法妙通微，斗运符经会者稀。亥加卯上从寅顺，顺行逆数见冈①辉。天罡正处为经络，弦数沉浮病本机。会得伤寒真妙法，等闲悟者道同归。

长脉图

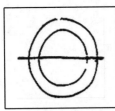

长者心降宫，应动纯阳，曰长。

过本位，壮②如持竿，往来流利，出于三关，主身壮热。

与③人迎相应，则微邪自愈；与气口相应，则脏气平④。

短脉图

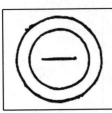

短脉属阴，不及本位，壮如米粒，曰短。

四肢恶寒，腹中生气，似雷鸣。又曰：气血衰而脉短也。

短者，举按似数，不及本位。

与人迎相应，则邪闭经脉；与气口相应，则积遏脏气。

虚脉图

虚，为寒，为虚，为脚弱，为食不化，为伤暑。

---

① 冈：原作"畓"，为"畾"的变异，亦即"冈"字。文中疑通"罡"（北斗星的斗柄）。罡辉，北斗之光辉。

② 壮：通"状"。下条"壮"亦通"状"，日本本作"状"。

③ 与：《指掌》此上有"长者，往来流利，出于三关"十字。较合文例。

④ 则脏气平：诸本同。按通例，本句为五字，疑阙一字。《指掌》作"则藏气平治"，可参。

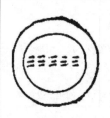

虚脉属阴，不足指下，状如柳絮，与人迎脉一同至，少力多惊，心忪恍惚，气少不足息者必死。

虚者，迟大而轻①，按之豁然。

与人迎相应，则经络伤暑；与气口相应，则荣卫走本。

促脉图

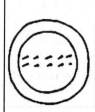

促（经②并无文）。

其促有五：一曰气，二曰血，三曰饮，四曰食，五曰痰。

但脏热则脉数，以气血痰饮留滞不行，则止促，止促非恶脉也。

从阳，指下极热数③，一止复来，并居寸口，如珠在线。

又曰：阳盛主血瘀心肺。

其脉促者，往来结④急数，时止复来。

与人迎相应，则痰壅阳经⑤；与气口相应，则积留胸府。

结脉图

结，为痰，为饮，为食，为血，为积，为气寒。

脉缓则为结，数则为促。虽缓数不同，结亦当如促脉分别也⑥。

---

① 轻：《指掌》作"软"。
② 经：《指掌》作"脉经"，可从。
③ 极热数："热"字疑衍。《洁古注脉诀》正作"极数"。
④ 结：《指掌》无此字。依例当属衍文。
⑤ 经：原作"轻"，沈本、日本本作"经"，义长，据改。
⑥ 分别也：《指掌》作"分则可也"。

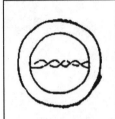

结属阴，指下脉缓，一止复来，或聚。

又曰：阴盛则结。主四肢气闷，连胸膈痛，腹中烦躁。

结者，往来迟缓，时止更来。

与人迎相应，则阴数①阳生；与气口相应，则积滞②气节。

代脉图

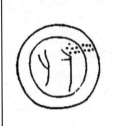

代脉，属阴。指下往来缓，动不中大止③，而不能自还，久而复动④。主形容疲瘁⑤，口不能言。

代者，死也。

代者，一脏绝，他脏代至。无问内外所因，凡得此脉，必死之候也。

牢脉图

寸脉无病缘何死，尺脉元来⑥神不存。此理君知似何物，譬如草木已无根。

---

① 数：《指掌》作"散"，义长。

② 滞：《指掌》作"阻"。

③ 动不中大止：此语不可解。考《普济方》卷一二六《平脉法》相似语作："往来缓动而中止，不能自还，因而复动，名曰代也。"参此，当校作"动而中止"。

④ 指下……复动：《洁古注脉诀》作"指下寻之，动而复起，再再不能自还，曰代"。

⑤ 疲瘁：《洁古注脉诀》作"羸瘦"。

⑥ 元来：即今"原来"。

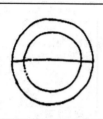

牢脉，属阴。指下寻之无，重按之复有，曰牢。

主骨病而气结。此脉病极难舒。

牢者沉伏实大，如按鼓皮。

与人迎相应，则中风看①湿；与气口相应，则半产脱精。

动脉图

动，为痛，为惊，为挛②，为泄，为恐。

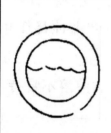

动脉，属阴。指下不往不来，不离其处，阴阳相搏，故名曰动脉。

阳动则汗出，阴动则发热。主身体劳倦虚损。

动者，在关如豆，厥厥不行。

与人迎相应，则寒疼冷痛；与气口相应，则心惊胆寒。

细脉图

细，为积，为伤湿，为后泄，为寒，为伸③劳，为忧伤④，为腹满，为气血俱虚，为病在内⑤。

细而紧，为癥瘕积聚，为刺痛。

细而滑，为僵仆⑥，为发热，为呕吐。

---

① 看：似当作"着"。附着。日本本作"著（着）"。《指掌》此脉名革脉，"看"字作"暑"。

② 挛：《指掌》作"痹"。

③ 伸：《指掌》作"神"，可从。

④ 伤：《指掌》此下有"过度"二字。

⑤ 为气……在内：此九字《指掌》在本段首"细"字下，较合文例。

⑥ 僵仆：仰倒为僵，俯倒为仆。合指跌倒。

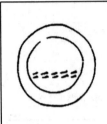

细脉，属阴。

指下寻之似线，细细极微，其主脑痛①髓冷，困倦少力②，气乏而不足也③。

细者，寻④之，来往如线。

与人迎相应，则诸经中湿；与气口相应，则五脏凝滞。

奇经八脉歌

奇经有经八样名，阴阳维蹻各殊名，更兼冲督任并带，原会皆由十二经。

阴阳维⑤歌曰：阴阳脉病不相维，失志溶溶不自持。病在阳维苦寒热，阴维心下不须疑。

阳维脉图

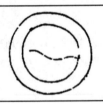

阳维者，维诸阳络之会，上循于首，状若蚯蚓，长而复曲，每居于膈中。

为病则伏阳气传于脾，脾传于心手少阴之会，心脏受邪。

---

① 脑痛：《洁古注脉诀》作"胫酸"。

② 困倦少力：《洁古注脉诀》作"乏力泄精"。

③ 足也：底本、沈本作"足足"，日本本作"足也"，义长，据改。

④ 寻：此上《指掌》有"指下"二字，为四字句，较合文例。

⑤ 维：底本似"维"，缪乙本改作"推"，沈本"推"，日本本"维"，义长，从之。

阴维脉图

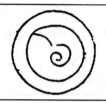

阴维者，维诸阴络之交，下循于身，状若蚯蚓之倒盘，每居于膈中。

病则诸阴伏传于脾，脾得于心经也。其会居足少阴受邪。

阴阳蹻歌曰：阴蹻为病阴偏急，若在阳蹻阳不宽。缓急阴阳何处是，踝中内外可寻看。

阳蹻脉图

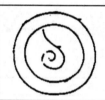

阳蹻脉，起于跟中，循外踝上行，入风池头后发际，状如蛇盘在腹。

病在瘈疭瘫闭，足肿无力，心忪失志。其原手足少阴二经会也。

阴蹻脉图

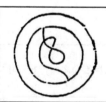

阴蹻脉者，起于跟中，循内踝上行至咽喉，交会冲脉至目下，状若筝弦之盘转。

病至四肢，拳纵无力，肠肋气搐，属手厥阴二经之原。

冲任脉歌曰：冲为里急气冲胸，脱泄遗精四体黄。至主妇人多漏带，更须乏力不能强。

冲脉图

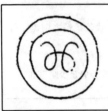

冲脉起于中焦，并足阳明之内状若雀头，上至胸中，往来而散于两胁肾间。为三焦行气之府。

主遗精脱泄，四肢黄肿，属手太阴之会也。

任脉图

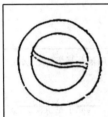

任脉起于中极，脐下曲穴，伏若钱贯，无头有尾，其循环腹里，上至风门。

病主妇人漏①带下，四肢无力。属手太阳之会，传心则烦赤口干。

督带脉歌曰：督脉如弦主气痞，传肝胁痛眼须疼。病主带时腰脚重，四肢不举血应崩。

督脉图

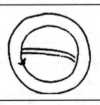

督脉起于下极之下，在脊②骶骼，任脉起会之所，并行脊里，上至风府，状若筝弦。

病主气痞，胀闷胁痛，眼昏赤涩。属足厥阴之属也。

---

① 漏：似当作"胞漏"。
② 脊：原作"春"，据沈本、日本本改。

带脉图

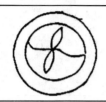 带脉起于里胁，下一寸八分为带脉之穴，周回一身，状若青蜓①之展翼盘下。胁下或动或不动。

主手足不能举，腰肾气痛，足阳明之会。

　　八脉歌曰：八脉循于十二经，各传脏腑不能停。存此影形图写现，天元诀内脉分明。

---

　　① 青蜓：即"蜻蜓"。日本本正作"蜻蜓"。

卷之下

论四时用脉

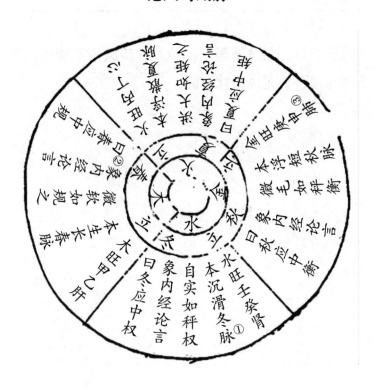

阴阳八节①用脉

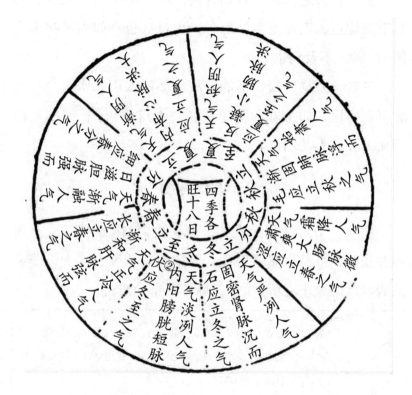

　　春者，天地神明号令之始，万物皆生。亦曰厥阴风木将令。其脉弦细而长，如新上弓弦而急，太过病也；如筝弦而解落者，不及病也。

　　夏者，天度至此暄淑③流行，万物皆长。亦曰二火持令。其脉洪大而钩，如飞急而散者，太过病也；如水中浮

---

① 八节：原作"入节"，据下图意，应指四季八个节气，据改。

② 短脉伏：依上下文例，当作"脉短伏"。

③ 暄淑：当作"暄俶（chù处）"。温暖美好。

萍动者，不及病也。

秋者，天地清燥，万物皆落。亦曰阳明燥金之令。其脉毛而涩也，毛如毛羽鼓急者，太过病也；如当风吹来之箫索①者。不及病也。

冬者，万物皆凝，不能舒展。亦曰太阳寒水之令。其脉沉而实也，如土丸而堕急甚者，太过病也②；如小豆而潮无力者，不及病也。

论十六怪脉图

歌曰：十六怪脉少人知，出天诀内自③推依。羹上鱼翔并雀啄，虾游屋漏偃刀危。覆莲盏口兼弹石，大极藤蔓及脱尸。翻败土丸解索段④，脉依三部命难追。

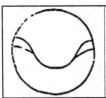

虾游者，如虾之在水，三部俱动，息数全无，一呼一至，动之击⑤指，如虾戏也。得之三日死。或伤寒后肾部见之，则一日死。名曰散尸。

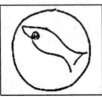

鱼翔者，如鱼不行而但掉尾，指下时复一动一止，一呼中或一指动，如鱼在水，伤寒伏阴得之，二日死；老人得之，半日死。名曰决尸。

---

① 箫索：同"萧索"。寒风拂过貌。
② 病也：二字原脱，诸本同。据上文例补。
③ 自：沈本、日本本作"细"，并通。
④ 段：疑作"段"。
⑤ 击：原作"系"，沈本、日本本作"擊（击）"，义长，据改。

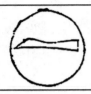 偃刀者，如刀之偃手也，来之速，去之急急数①。一呼一吸，得之二至，此名欲绝。肺病䘌蛔得之，则二日死；久肺病者，一日死。名曰行尸。

 覆莲者，如莲之倒于指下也，来之则前小后下②，息数不匀。主胸满气短喘促。老年诸病得之，三日死；少年得之，一日死。名曰送尸。

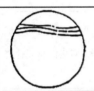 羹上肥者，如肥珠浮于羹上，来之微大，去之且衰，亦名釜沸。息数十二至而一代，皆一呼一吸是也。关上脾部见之，三日死。名曰浮尸。

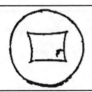 盏口者，如盏之仰于指下也，两头沉，中央虚之③，来箫索然应指。一呼一吸八至或九至，则一日死也；或更加者，则一时死也。名曰传尸。

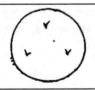 雀啄者，指下来数而急，如雀啄食于指下也。亦名乳藏。或呼吸有三至，及八至九至，皆三日死；或脾部见之，则一时死也。名曰次尸。

① 去之急急数：诸本同。似当作"去之急"。衍"急数"二字。
② 下：诸本同。疑当作"大"。
③ 之：疑此上脱"脉"字，"脉之来"三字为一句。日本本"之"作"去"，属下，亦通。

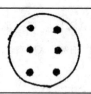 屋漏者，移时复相迟，如屋之漏水，凡三滴而绝。呼吸之间，来盛去衰。老年得之，一旬死；少年得之，三日死；脾部见之，一日死。名曰病尸。

 弹石者，劈劈急也，如弹丸击石，息数无复次第。此足少阴肾气以①绝。来盛，去如吹毛。呼吸或一至，或二呼二吸一至，皆一日死。名曰鬼尸。

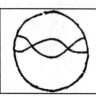 解索者，动数而散，无次绪，如索股②之解。息数之间，或一至，来之且散，去之且迟，如循藤之侧。得之三日死；肾部见之，一日死。名曰滞尸。

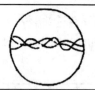 藤蔓者，如藤萝之蔓延，浮散指下，按之不足，举之满指。息数九至及十至者。来之且长，去之无势。足少阴肾经见之，一日死。名曰飞尸。

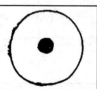 土丸者，如小土丸，指下实大无头尾。一呼一吸之间，其脉九至及十至，二日死；若足少阴肾部见之，则肾气绝，一日死。名曰绝尸。

---

① 以：通"已"。已经。
② 索股：指绳索的合股。

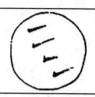

翻败者，如二小豆在水，浮于指下而见之。来之且盛，去之且迟，一呼一吸之间，其脉七至八至，伤寒狂热得之，则一时死。名曰脱尸。

大极者，如指板①之状，来之且大，去之且盛，来而不止。或一至时一呼一吸，再来且衰，衰而复盛。得此脉，则一时死也。名曰耗尸。

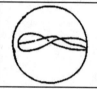

解股者，如线之细，来之微，无头绪而慢，动而不能自还，元气已绝也。脉至多少而来，一呼一吸之间或十至而止，一日死。名曰哭尸②。

脱尸者，如琴弦之紧也，来之且急，去之且速，前大后小，如琴弦之状。凡三条，紧急不止，一呼一吸之间或一至或八至而止，一日死。名曰归尸。

　　凡此十六脉，皆必死之候。上视精明神应，下视玉堂交会，乃太冲之应也。其十六脉，皆于天元诀内寻究其真，得其形影之状尽于指下，但明心用意诊之。脉息既明，须知声色，以尽神圣工巧，故图后耳。

---

①　指板：似当作"扳指"。套在大拇指上以利射箭时勾弦的圆环。
②　尸：底本、沈本并无，日本本有，缪乙本手补。并据前后文例补。

听之如神篇

夫声者，未见病人，听声知病。闻言语呻吟，乃知寒温冷热之由，以察虚实轻重①之理。五脏有五音之类，六腑有六律之声。故声虚者患肝，声实者患脾，声焦者患肺，声低者患心，声寂寂者患肾，声啾啾者患头痛，声鸣亮者身安也。

歌曰：肝虚脾实不劳寻，患肺声焦谓属金。寂寂水流当治肾，声低火焰疾居心。燕声啾啾知头痛，声远嘹喨②不病音。声色两般神圣妙，更须工巧在心襟。

见色知原篇

夫色者，既得其声，须观其色。有五行正色休废③，别生异色，疾应于外也。色，病极则成怪色，进退则④变异色，一一明之，方察疾病；少有差殊，焉能察矣。凡五行正色者，春见青如翠羽色者吉，如草色者凶是也。

歌曰：春如翠羽吉如容，草草苍苍决定⑤凶。夏似鸡冠知喜庆，或同瘀血体难隆。秋白应须同璧玉，猪⑥脂黯淡疢⑦将浓。冬如鸟羽真祥兆，燥土灰形更不中。四季若

---

① 轻重：原作"轻"。沈本、日本本作"轻重"，据补。
② 嘹喨：即"嘹亮"。
③ 休废：衰败。
④ 则：原脱。据前句例补。
⑤ 决定：必定，一定。
⑥ 猪：原作"诸"，沈本同。日本本作"猪"，义长，据改。
⑦ 疢：疾病。

黄金色好，忽然灶土病相逢。若能色外分明监，察色如神圣巧工。

面部色候

黄色入目，一年死；黑色从眉绕目，七日死；青色如针横目下，亦死；目下见五色，疾在筋，死候。

歌曰：黄色入目一年期，黑色从眉绕目悲。青若横针于目下，赤连耳鼻死为期。黑连鼻目下相接，恶候须看月末时。五色候从筋散病，复归冥府岂难知。

观形察色脉候

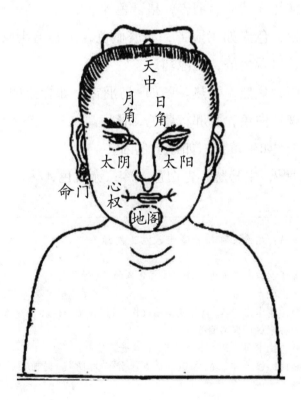

日角①，春，青主肝，如翠羽吉，青色吉②。青色，伤风冷寒气；黄色，肝虚；白色，实。虚则可补，实则为凶。

月角，主胃，四季中发黄色，胃气不和；黄青色，胃腑热；紫色，毒气及积病。

天③中，主三焦，黄色，上焦热；紫，中焦气病；白，下焦冷；青，邪于内病。

太阳，主小肠，发黑色如丝环，元气损及伤风寒；赤色，心脏热；黄白色，下元虚，宜补之吉。

太阴④，主肺，青赤，伤风寒；白色，伤肺咳嗽喉滞；赤，主肺热。秋如白羽吉，猪膏色凶。

心权，色赤如鸡冠吉，如瘀血色，主心与小肠热。其病烦躁，口舌生疮，宜凉药。

命门，焦黑，骨热。冬如⑤鸟羽吉，如燥土凶。黄色，邪干于脾；白色，肺邪；紫色，肾病。

四奇⑥如牛黄吉，如灶土色凶。

地商⑦，主膀胱，青白色，冷；赤黄色，热。

---

① 日角：相术家称额骨隆起入左边发际为"日角"，入右边发际为"月角"。

② 如翠羽吉，青色吉：疑当作"青色如翠羽吉"。

③ 天：底本与缪乙本皆为手补字，沈本、日本本有"天"字。

④ 阴：诸本作"阳"，但底本手改作"阴"，是。据改。

⑤ 如：原脱。据文例补。

⑥ 奇：沈本同。日本本作"季"，义长。

⑦ 地商：缪乙本、沈本同，日本本作"地阁"。据前图，当为"地阁"。

观四季基①生死候

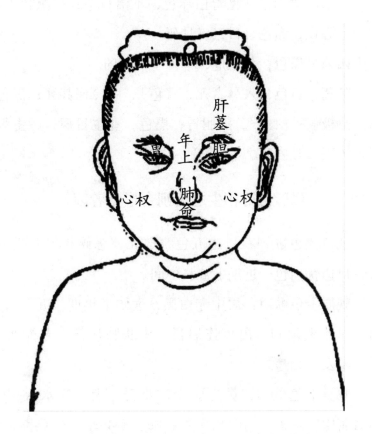

肝墓，色要青。如白色，七八月内凶。是金来克木，宜急治之吉。

胃墓②，色本黄，四季发青色，春不宜病，病即死。

---

① 四季基：诸本同。"季"字疑衍；"基"据下图下文，当作"墓"。墓，古人用指面部脏腑望诊区域，又面部四极（面部正中线上下极为上下墓，左为父墓，右为母墓）为四墓。按本段文字不甚谐畅，似有错乱。

② 胃墓：本条原连上文，据文意分断。又疑当作"脾墓"。

肾墓，本黑。变黄白色，冬夏主凶。

心墓，要赤色。见青白赤色，不治自愈；见黑色，肾邪凶。心权，赤色绕目，三月死。

四墓见黑色，冬至危，十月十一月凶。

肺墓，黄色，入鼻者死；青色①，腹冷痛甚死；黑色，水赤热极候；白血②，病胆胃；黑色，春主目病；唇主脾，青色，正二月内凶。

观形色得相生之死则吉形克者凶③

观口上色歌曰：口边五色绕巡死，恶候相侵差必难。产母口边忧白色，近期七五日中间。

观眉上色歌曰：眉中赤白黑，远候半年期。近看三五日，暴死更须知。白色连眉目，皮肤肺疾微。君能听此法，毫发不相违。

观鼻上色歌曰：鼻青腹冷痛难任，黑色应水疾侵④。黄者脐中寒最极，白时出血死将临。赤必是风多热毒，专须治疗莫沉吟。

观年上色歌曰：两目眦间色四般，有病之人定不欢。

---

① 色：原脱，据上下文例补。

② 白血：据上下文，当作"白色"。

③ 观形……者凶：本句语义错乱难解。似应为上段的结语。原文疑当作："观形色，得相生之色则吉，相克者凶。"本段标题疑误脱。

④ 黑色应水疾侵：本句脱一字。"应"下疑当有"属"或"为"字。日本本改作"黑色应水疾来侵"。

惟有色黄多吉兆，其余四色亦无安。

观人中色歌曰：人中色见赤为凶，忽然青色祸相从。赤色变青一日死，半年一月五三逢。

观两颊色歌曰：赤色黑色颊权①生，见者须防慎早行。天中赤色亦忧苦，七五日间病加增②。

观四墓色歌曰：春夏及秋冬，看时怕本容。季中逢木色，月令必须凶。

观四墓刑克歌曰：五行见色事多凶，四墓逢时定不中。他旺我衰三日死，鬼来投旺治难攻。

观病人怪色歌曰：五色之病归内腑，耳轮③枯黑定难医。鼻色入黄青即死，赤风白血急须治。

观善恶候状歌曰：病人目陷口开张，尸臭唇青命不长。更见人中反向外，爪甲黑色定知亡。心中冷气并阴肿，脐反多应入死乡。发直如麻焦又赤，汗出如油不溜伤。双膝肿，并齿黑，手无文，体无光。爪白更添无血色，手寻衣缝卧膏肓。

左右手图

三部者，九候也；九候者，天地人也；天地人者，浮中沉也。

---

① 权：通"颧"。指颧骨部分。
② 病加增：三字底本、缪乙本、沈本并无，据日本本补。
③ 轮：原作"轿"。据沈本、日本本改。

一部之内，有此三候，三候谓之九候，此乃其中义尔。

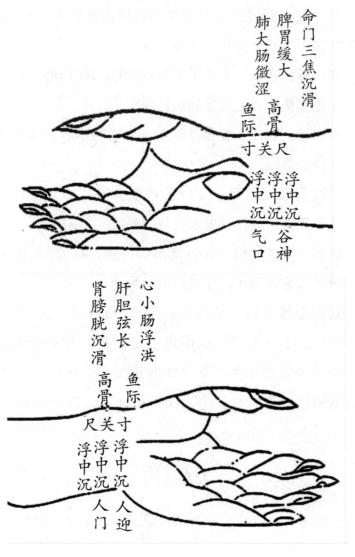

命门三焦沉滑
脾胃缓大
肺大肠微涩
鱼际　高骨
寸　关　尺
浮　浮　浮
中　中　中
沉　沉　沉
　　谷　神
气口

心小肠浮洪
肝胆弦长
肾膀胱沉滑
鱼际　高骨
尺　关　寸
浮　浮　浮
中　中　中
沉　沉　沉
人门　人迎

寸口脉主病

浮，伤风头痛。

芤，吐血鼻衄。

滑，阳盛呕吐。

实，胸中伏热。

弦，头痛拘急①。

紧，头痛壮热②。

洪，胸膈烦躁。

微，阳气不足。

沉，胸中停食③。

缓，皮肤不仁④。

涩，少气冷痰⑤。

迟，胸膈冷滞。

伏，上焦气逆。

濡，气虚多汗，心气不足。

弱，阳气虚劳，盗汗淋沥。

尺中脉主病

浮，便难秘涩。

芤，小肠便血。

滑，经脉不利⑥。

---

① 头痛拘急：《洁古注脉诀》作"胸中急痛"。
② 头痛壮热：《洁古注脉诀》作"头项急"。
③ 胸中停食：《洁古注脉诀》作"阴中伏阳、胸中痰"。
④ 皮肤不仁：《洁古注脉诀》作"太阳中湿"。
⑤ 少气冷痰：《洁古注脉诀》作"冲气虚"。
⑥ 经脉不利：《洁古注脉诀》作"下焦停寒"。

实，腹痛便涩。

弦，脐下冷瘮①。

紧，腹胁疠刺②。

洪，小便有血③。

微，崩中带下④。

沉，腰脚肿痛。

缓，癥⑤结瘕聚。

涩，腹冷肠鸣。

迟，小便白浊⑥。

伏，水谷不化。

濡，少气寒热，骨蒸虚劳。

弱，气虚发热，四肢酸疼⑦。

关上脉主病

浮，腹满不食。

芤，大肠便血。

滑，胃冷吐逆。

---

① 冷瘮（shèn 甚）：寒冷貌。日本本"瘮"作"痒"。《洁古注脉诀》"脐下冷瘮"作"下焦停水"。

② 疠刺：绞痛与刺痛。疠，用同"绞"。

③ 小便有血：《洁古注脉诀》作"阴绝"。

④ 崩中带下：《洁古注脉诀》作"脐下有积"。

⑤ 癥：原作"癥"，沈本、日本本作"癥"，义长，据改。

⑥ 小便白浊：《洁古注脉诀》作"寒甚于腰脚"。

⑦ 气虚……酸疼：《洁古注脉诀》作"阴气内绝"。

实，腹胀下利①。

弦，腹痛虚劳②。

紧，心下满痛。

洪，胸中吐逆。

微，气痞膈寒。

沉，心满气虚③。

缓，胃寒少食④。

涩，胃冷肠鸣⑤。

迟，胃冷反食。

伏，水气溏泄。

濡，下重羸弱，荣卫不和⑥。

弱，虚无胃气，胃中有热。

脉有九种，大吉小凶。消渴，中风⑦耳聋，壮热头疼，小便不利，手足烦热，干呕。

脉有小吉大凶者，中恶下利⑧，心痛，月⑨经不利，吐逆鼻衄，刀竹水⑩伤损，血出不止，固大病得，汗流如血，

卷之下 五七

① 腹胀下利：《洁古注脉诀》作"胃中切痛"。
② 腹痛虚劳：《洁古注脉诀》作"胃寒不能食"。
③ 心满气虚：《洁古注脉诀》作"心下痛"。
④ 胃寒少食：《洁古注脉诀》作"腰痛难伸"。
⑤ 胃冷肠鸣：《洁古注脉诀》作"血散而难停"。
⑥ 下重……不和：《洁古注脉诀》作"少气精神散"。
⑦ 风：原作"气"，沈本、日本本作"风"，义长，据改。
⑧ 下利：原作"不利"，沈本、日本本作"下利"，义长，据改。
⑨ 月：原作"目"，沈本、日本本作"月"，义长，据改。
⑩ 水：诸本同。疑当为"木"。

瘦病，心腹痛，大便下血，中风口噤不言，宿食不消，产后腹痛，或发汗颤汗，伤寒汗后。以上脉小即生，洪大者必死也。

上部法天，主心以上；中部法人，主心以下至脐；下部法地，主脐以下至足之有疾。宜诊而次之也。

论左手三部阴阳脉绝候

左手寸口，心部也。阴脉①实，自乐，自咲②，心下忧恚。阴脉绝，则心病，掌热呕吐，而口舌生疮。阳脉实，小肠拘急，小便赤涩。阳脉绝，则心下绞刺痛，腹中癥块，气上抢心。

关上，肝部脉也。阴脉实，则四肢厥逆，脚转筋，挛痹。阴脉绝，则无汗也，若癃遗尿，胁下气刺痛。阳脉实，胆也，腹中溃习③瘙痒。阳脉绝，口苦，善如见鬼，惊悸少力也。

尺中，肾部也。阴脉实，恍惚眼花，耳鸣曹曹④。腹⑤脉绝，病主足上热，髀里筋急，精气劳损。阳脉实，膀胱热也，苦逆畏寒，胁下气相引腹痛。阳脉绝，肾冷，妇人

---

① 脉：诸本原脱。据下文例补。
② 咲："笑"的异体字。
③ 溃习：二字诸本同，难解。疑有误。
④ 曹曹：当作"嘈嘈"。耳鸣音。
⑤ 腹：据上下文，当作"阴"。

血闭，男子少精也。

论右手三部阴阳脉绝候

右手寸口，肺部也。阴脉实，气短咳嗽气逆，及中气鼻中生疮。阴脉绝，脉虚少力，胸满痛。阳脉实，大肠也，主腹中切痛如刀刺，无休息。阳脉绝，少气力，心下有水，秋后病①渴也。

关上，脾部也。阴部②实，少腹中坚硬痛，大便涩。阴脉绝，泻利气痛，攻③小肠满，四肢不收。阳脉实，胃也，主肠中气痞，不思饮食能渴。阳脉绝，无胃气也，心酸吐水，头痛，胃中有寒也。

尺中，命门部也。阴脉实，主腰痛，骨冷，内脏寒热。尺脉绝，无命也，足厥逆气上抢心，胸膈痛。阳脉实，三焦也，主小肠痛④。阳明绝者，膀胱也，厥逆足冷，阴中寒，绝子也。

夫脉道至妙，圣人秘宝。阴阳隐奥，其理幽微。非神明，何以能见死生？善言事理者，须识今古，故云：三部五脏易识，七诊九候难明。凡习医徒，若不晓其指下，察

---

① 病：原作"痛"，沈本、日本本作"病"，义长，据改。
② 部：据上下文，当作"脉"。
③ 攻：底本残，残迹似为"攻"，缪乙本手补"次"字，沈本、日本本作"攻"，据补。
④ 痛：从"痛"开始的十八字原书另起退两字，类似标题文字行款。依文意连上。

其形质，安其断定凶吉？虽使披诵医书，至于白首，终无识者。余撰此图，于天元诀内搜方。辨五行之方色，布六脉之要。文繁者，歌之于图；难明者，资之于影。谨撮其要，于以示后来者尔。

校注后记

脉学，是中医诊断学中的独特技术，精深难通。《黄帝内经》中虽以一些形象用语来描述，也难以让脉学变得真正易懂。宋代始，医家们尝试用图形来描绘脉象，使其呈现一定程度的直观化。据记载，宋代许叔微曾绘有仲景脉法36图；其后施发、张世贤、关绍轩等都有此类著作传世。《人元脉影归指图说》也是这类书籍中较早的一种，以脉图和歌诀相结合，既直观而方便理解，又便于记忆，在普及脉学知识方面也是有益的尝试。

该书近代以来未有整理研究。此次中医药古籍保护与利用能力建设项目，笔者承担了该书的整理任务。在此介绍本次研究在文献方面的综合认识。

一、版本调查情况

《人元脉影归指图说》（以下简称《脉影》），旧多题晋·王叔和编，明·沈际飞重订。根据《全国中医图书联合目录》的记载，中国中医研究院（现更名为中国中医科学院）图书馆收藏有该书被登录的全部版本。因此，笔者到该图书馆做了此书的版本调查，发现实际情况并非这样单纯。

中国中医科学院图书馆藏有该书多部。另外我们又从其他渠道得到两种衍生本。概述如下：

1. **联目代号**：1499.01

此本联目标为"明崇祯刻本"。查该本原为医史学前修范行准之旧藏。前有目录页，但正文上卷第 1 页（两面）只残存 1 行，下卷末亦阙 1 页。该本每页 9 行，每行 18 字，各行顶格书写；双行小字夹注每行 17 字，各行退 1 字书写。

全书之前附粘有范行准所写题记。题记云："《脉影图说》二卷，明末刊本。此册前后似均有缺页，故撰人姓氏遂亦逸去。考日本内阁文库书目有此书数本，其一坿（附）于他书，末题云：明末袁表编；又有题沈际飞重编本。今此本不知是袁之原书，抑沈之重编本。必得有序跋并全者，始可决云。时一九五四年二月十一日行准记。"

2. **联目代号：** 1392.08

此本题为："明天启六年丙寅（1626）鹿城沈际飞刻本（附《人元脉影归指图说》二卷）"。该本与上述范氏旧藏本版式与字体完全一致，显然原为同一版本。虽然二本有单行和附行之不同，但范氏旧藏本原本是否也是附行，或该书附行者和单行者原本就是同一板木也未可知。

与上述范行准旧藏本相比，该本前后无缺页，但上卷阙第 4 页，又上卷之末 28、29 二页原阙，以抄件补上。全书部分内容有原藏者朱批。

3. **联目代号：** 1499.04

此本联目记录为："原题（晋）王熙（叔和）编（明）沈际飞重订；见《脉经》版本附录。"此本粗看与上本差不多，其实有很大不同。

其一，署名不同：首页标题下的作者署名，上述两种署为：晋太医令王叔和编辑∥明鹿城沈际飞重订。本版本却并不系于沈际飞名下，而署为：晋太医令王叔和著//明海虞缪希雍订刊。因而出现了同一书两个不同署名的怪现象。

其二，版式不同：缪本正文刻印版式是，各段首行顶格，次行以下退一格书写；又每页为 10 行（上一种 9 行），每行大字为 20 字（次行起为 19 字）。

	沈本	缪本
题署	晋太医令王叔和编辑；明鹿城沈际飞重订	晋太医令王叔和著；明海虞缪希雍订刊
正文版式	各行顶格	首行顶格，次行以下退一格
每页行数	9 行	10 行
正文大字每行字数	18 字	20 字（次行起为 19 字）

缪本（左）和沈本（右）图示：

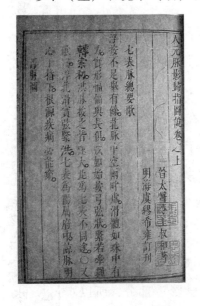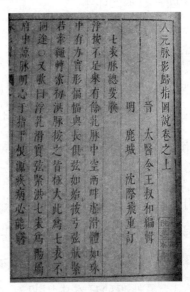

4. 日本翻刻本

中国中医科学院图书馆还藏有三种日本翻刻本，其中两种只有《脉影》部分，另一种为《脉经》所附载。日本本与沈本基本一致。第一次现场调查时，认为日本本与沈本完全相同（只是多了行间的日本助读标记），因而当时未予详考。但工作后期，我们又从网络上获得了京都帝国大学图书馆藏本，在做版本对校时，发现该本翻刻者曾在翻刻时对原书有过校勘，改正了原书中的一部分错误，从而意识到该本也有一定的参考价值。因此，再次到该院图书馆复查，证实该书板与该院三种日本本为同一板木的印本。

京都大学此本是附随《脉经》印行的，与该院附随《脉经》的一种相同（但装订方面，京都大学本《脉经》在前，《脉影》在后，而中医科学院本相反。二本仅见此差别）。该书在《脉经》部分之末印有一书牌（见右图），记写了刻印时间和书商的名字，其中文字为"庆安三（庚寅）稔重阳吉旦开板//二条通玉屋町村上平乐寺"。庆安是日本年号，庆安三年（"稔"是"年"的异体）为1650年。因而，在联目记录中，该本被称为"庆安三年本"。另外两种日本本因只有《脉影》部分，所以没有明确的年份记载，但因可以查证其与庆安本为

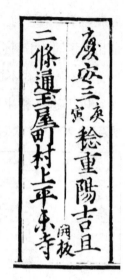

同一板木，故也可认定为庆安本。

日本本与沈本相比，除日本本多了日本助读标记外，二者版式相似度极高，但细致对比二者文本后发现，二者还有二十多处的差别。主要是日本本对沈本中的文本错误之处做了进一步校正。这些校正都被补进了日本新雕书板中，其中有一处原文为"黑色应水疾侵"，阙一字（见右图），日本本校补时，因版面无空，甚至出现了一个字位放进两个字的情况。

京都大学该书序言页上方有"京都帝国大学图书之印"的篆书印章，版框右侧有"富士川游寄赠"的楷书印章，版框内书题下又有一鼎形印章，篆文为"成章堂"（该堂未能查实）。

5. 缪乙本

在去中国中医科学院图书馆调查之前，我们先觅得该书的一个影印本图片，因没有图章等标记，故其出处不详（见左图）。与中国中医科学院藏本比较得知，该本与上述缪本同为一版，但若干文字被旧藏者手改过，因而在校勘时有一定参考价值。

在本书校理中，我们选用了以上2～5四种版本。分别称为沈本、缪本、日本本（实际工作中主要采用了京都大学公布的藏本）、缪乙本。

二、本书主要关系人

《脉影》旧题晋·王叔和编，明·沈际飞重订。实际上，这本书系于王叔和只能是托名而已，真实情况应是作者不明，从内容看，该书应是宋明时期的某位匿名作者所作。而明后期此书刊行的相关人则有袁表、缪希雍、沈际飞和龚居中等。以下分别说明。

1. 袁表

袁表字景从，闽县（今福州）人。嘉靖三十七年（1559）举人，万历（1573～1620）初授中书舍人，迁户部郎，终黎平知府。卒年五十七。著书多种，袁表、马荧同编有《闽中十子诗》三十卷，影响颇大。

沈本和日本本全书前部有多种序言类文件，其中最末一件题为"皇明福建承宣布政使司右参政徐付校《脉经》手札一首"。徐付，字中行，此信札是徐中行邀请袁景从（即袁表）校正其书的信札。信札云："此王氏《脉经》真本也。后依韵而成歌，不免牵缀。一字失真，百身莫返，心窃痛之。顷从马钟翁老先生家得此本，不啻万金。便欲梓播寰中。但经文句解参错不分，字既纤细，中多糢（模）糊。万一传讹，所系匪细。惟足下兼体好奇，博通群艺。敬劳校正，大书登梓。是为轩岐增一羽翼也。足下阴功功岂微也哉！建初已达鄙意，想蒙亮誉（察）。友生徐中行顿首拜殿撰景从袁先生足下。万历三年二月十日。"徐付所称"后依韵而成歌，不免牵缀"者，应该就是指《脉影》部分。而沈本此下又有袁表所写的《脉经后序》（日本本无此文），足证袁表是确实做过《脉经》和《脉影》校勘整理的。

2. 缪希雍

缪希雍（1546—1627）为明代医药学家，字仲淳，号慕台，海虞（今江苏常熟）人，寓居浙江长兴，后迁居江苏金坛，享年八十余岁。父早殁，幼年孤苦。17岁患疟疾，自阅医书，遍检方书而自己治疗，遂至痊愈。遂立志从医，精本草之学，著有《医学传心》《神农本草经疏》《本草单方》等书。时人搜集其医案，复经缪氏补订，成《先醒斋医学广笔记》行世。墓在虞山北麓。

缪希雍主持刊行了《王叔和脉诀》，其书首页载"缪仲淳订证//王叔和脉诀"，中间小字写有"金坛于衙藏板，翻刻必治"。书首有缪氏为该书写的序言。序言首句说："脉诀者，西晋太医令王叔和集扁鹊、张仲景、华元化诸先哲所论脉法之要，并系之以论，俾后学知所适从，其于伤寒尤加详焉。"各卷起行亦都标注着"脉诀卷之×"，但翻检其书，实际内容却是《脉经》并附行《脉影》。且其序言中并未提及《脉影》一书。所以虽然缪本《脉影》署有"缪希雍订刊"字样，但看不到缪氏实际校理的记录。

《联目》误将缪本记在沈氏名下，且未记录其成书时间。其实该本在书首《重刻脉诀序》末尾署明"天启甲子孟冬月江东遗民缪希雍譔"。是故《中国古籍善本书目》（上海古籍出版社，1996）记载该书为"《脉经》十卷，《人元脉影归指图说》二卷（晋王叔和撰，宋林亿等校定，明天启四年缪希雍刻本）"。"天启甲子"正是"天启四年"，亦即1624年。

3. 沈际飞

沈际飞为明代戏曲理论家。字天羽，自署震峰居士，江苏昆山人。生卒年不可考。著有《草堂诗余新集》《独深居点定玉茗堂集》等。后者系沈际飞选刻、点评的汤显祖著作集，据称刻印于崇祯九年（1636），由此来看，沈际飞应稍晚于缪希雍。

沈氏并非医家，属其名下与医相关的事迹，既知的就是刊刻了这部附有《脉影》的《脉经》。其书前附有沈际飞署名的一篇序言和一篇论脉的短文（日本本有前文无后文，原因不详），颇有见地。其序中言及："偶简旧笥，得《脉影》一书，晋王叔和所譔……《脉影》附《脉经》以传，剑合而辐共也。"若序言确出沈氏之手，则《脉影》一书经由沈氏流出也是可能的。但反之，时人借重沈氏之名，冒用其名并为其代撰序言与短文的可能性也是有的。

沈本《脉影》署名为"晋太医令王叔和编辑//明鹿城沈际飞重订"。但《脉经》部分署名则为"晋太医令王叔和编辑//明晋安袁表类校//鹿城沈际飞重订"。据此，则沈际飞重订是基于袁表类校本。但其重订所做的具体工作则不太明了。

关于沈本，《联目》记载该本为"明天启六年丙寅（1626）鹿城沈际飞刻本（附《人元脉影归指图说》二卷）"。此年份记载的依据未能查得。《中国古籍善本书目》记载该书则为"《脉经》十卷，《人元脉影归指图说》二卷（晋王叔和撰，明末沈际飞刻本）"。不指明刊刻年份。

这样来看，在以上三人中，袁表在万历三年（1575）所做校理应是最早的；如果缪本所记年代是真实的，那么天启四年（1624）的缪本则应是现存最早刊本；而沈际飞的重订则应稍晚一些。不过，根本上看，不能排除缪希雍和沈际飞为书商托名的可能。

4. 龚居中

龚居中字应圆，别号如虚子。江西金溪人。明代医家。精医术，擅长内、外、妇、儿诸科。他的名字未见于中国刊本中，但出现在了日本本的《脉经》（附《脉影》）整理者中。

在《脉经》卷标题下，沈本的署名为"晋太医令王叔和编辑//明晋安袁表类校//鹿城沈际飞重订"。而日本本的署名则为"晋太医令王叔和编辑//明晋安袁表类校//鹿城沈际飞重订//云林龚居中鉴定"。尽管在《脉影》部分，日本本与沈本的署名是相同的，但《脉经》部分多出的这一行字却是很值得注意的。

考龚居中（约1568—1644）为明代医家，著述甚丰。所著《痰火点雪》（又名《红炉点雪》）四卷，详论肺痨病之证治，影响较大；另著《外科活人定本》四卷，《外科百效全书》四卷，《幼科百效全书》三卷，《女科百效全书》四卷，《小儿痘疹医镜》两卷，《五福万寿丹书》六卷等。这些著作基本上都著成于明天启、崇祯年间。

"云林龚居中鉴定"七字表明龚居中参与了《脉经》的刊刻，在相当程度上，可以认为他也参与了《脉影》的刊刻。但他对本书究竟做过什么工作，"鉴定"二字意味着什么具体内容，都不很明确。鉴于龚氏的医学水平和著述能力，加上上述署名的提示，笔者推测，龚居中是在沈本基础上作了《脉影》

的校勘，这一校勘有可能是手批本，而此本流传到日本后，成了日本翻刻《脉影》的底本。当然，这只是推论，还没有足够的证据支撑。

三、版本的承袭关系

1. 沈本文本略优于缪本的提示

笔者做了全书校勘，几种版本的对校表明，各本的脉图部分基本一致，但文本上却互有差异。可以看出，历史上的《脉影》一书存在着不少文本方面的错误或可疑点，不同的刊刻者都在一定程度上纠正了其中的一部分错误，但纠正得都不够彻底。

其中，缪本存留的错误最多。该本中仅有个别处以手改方式改正了错误，应该是后来的收藏者手写的。缪乙本和缪本本系同一版本，但8处有明显手改痕迹（仅一处与缪本手改处相同），应属原藏者手批。因而这里不存在版本承袭关系。

沈本与缪本相比，有34处优于缪本（因为不是每个问题都十分肯定，因而这只是约数，下同），而没有缪本正确、沈本错误的情况。发生这样的情况有三种可能性：

其一，缪本和袁本同源于之前的一个无名的旧本，缪氏未作校勘，而袁氏作了一定校勘，这些校勘被沈氏全盘继承，因而沈本优于缪本。

其二，沈本和缪本同源于一个旧本（如袁表校本），缪本刊刻时未作校勘，沈本则做了校勘；或缪本做了少量校勘，但沈本的校勘恰好完全覆盖了缪校，因而沈本优于缪本。

其三，缪氏刊刻时在旧本基础上做过一定校勘，而沈际飞实际是以缪本为基础校刻而成的。这样也会表现为沈本优于缪本。

由此来看，不管缪本与沈本具体的承接关系怎样，缪本与沈本文本的优劣比较基本上可以佐证缪本在先，沈本在后。

2. 日本本的整理

日本本为沈本的翻刻本，但在沈本基础上，又有 26 处校正（其中 1 处似手改），在翻刻板木上做了改动。日本本在校勘质量方面又优于沈本，而且又对沈本的校勘形成了全覆盖，亦即包含了沈本全部校改。

从缪本到沈本，再由沈本到日本本，后一本的校勘对前一本都形成了全覆盖关系，因而基本上可以认为是同一系列的演进关系。这样的演进符合"后出转精"的常规。

但是，日本本是由谁完成校勘，在现有资料中并无相关记载。

以日本本与沈本对比可以看到，除了日本本在文本方面优于沈本外，二者还有以下差异：

一是沈本在沈际飞序言之后多一篇沈际飞论脉的短文。

二是沈本在全书前部、《脉经》目录前收进了袁表所写《脉经后序》。

虽然日本本显然是据沈本翻刻和校勘的，但以上两篇日本本未收，这一事实很难理解。怀疑是龚居中整理时删去了该后序。

三是在《脉经》卷标题下，沈本的署名为"晋太医令王叔和编辑//明晋安袁表类校//鹿城沈际飞重订"，而日本本的署名则为"晋太医令王叔和编辑//明晋安袁表类校//鹿城沈际飞重订//云林龚居中鉴定"。鉴于龚氏的医学水平和著述能力，加上上述署名的提示，笔者在上文推论，龚居中在沈本基础上校勘了《脉经》，可能同时作了《脉影》的校勘，这一校勘有可能是手批本，而此本流传到日本后，成了日本翻刻《脉影》的底本。

此外，在本次校勘中，除依沈本、日本本对底本（缪本）作校勘外，还主要依据上下文例以及他书校出另外的一部分底本错误。由此可以进一步认为，历史上曾经有过的《脉影》原本残破严重，是由袁表、缪希雍、沈际飞、龚居中渐次校勘而问世的，各本之间有不断改进的嬗替关系。校勘质量方面，后出者明显优于先出者。

四、《脉影》一书的学术传承

脉学专论肇始于西晋王叔和的《脉经》一书。后世则盛传《王叔和脉诀》一书，亦题"晋·王叔和撰"，但一般认为是六朝·高阳生托名王叔和的作品。元泰定四年东阳柳赟（或作"赟"，不知何者为是）评议曰："王叔和撰类《脉经》十卷……为医家之一经矣。今《脉诀》熟在人口，直谓叔和作，而不知叔和所辑者《脉经》耳。当叔和时，盖未有歌括之比。疑宋之中世，始次为韵，须便讲习。"（见日本本《脉经》前附柳氏序言）该书系以较通俗的四言歌诀形式阐述脉理，书中不少内容是根据王叔和《脉经》重新编撰的。该书详细论述二十四脉，并立七表（浮、芤、滑、实、弦、紧、洪）、八里（微、沉、缓、涩、迟、伏、濡、弱）、九道（长、短、虚、促、结、代、牢、动、细）之名目。因易于讲习传诵，此书流传甚广，影响较大。并由此而派生出不少的脉学著作。如该书后经明·熊宗立加注，改名《勿听子俗解脉诀》，明代张世贤在本书基础上撰成《图注脉诀》（又名《图注脉诀辨真》）。此外，本书部分内容亦见于《脉诀指掌病式图说》（旧题《丹溪重修脉诀》，一说李杲著）一书，《洁古老人注王叔和脉诀》与本书也有部分内容相同或相似。总之，以歌诀记写传播、主要内容为七表八里九道之二十四脉的脉学知识，在宋以后曾较为流行，所以在多种脉学著作中都能见到。

另一方面，宋代许叔微首创了以脉图传播脉学的方法，曾绘有仲景脉法 36 图；稍晚的施发在《察病指南》中绘制了 26 种常见脉及弹石、解索、雀啄、屋漏、虾游、鱼翔、釜沸等 7 种怪脉的图形。明代则有张世贤的《图注难经脉诀》、关绍轩的《图注指南脉诀》。

《脉影》一书结合了这两类学派的长处。一方面，承前代《脉诀》之说，重撰七言歌诀，开篇即论二十四脉的脉象特点，所生诸病，其后亦为其他脉象以及望诊知识的汇集；另一方面，借鉴脉图这一新的表达方式，尝试更多地用图形来介绍脉形。因此，《脉影》就是一部以图形来普及脉学知识（并包含部分望诊知识）的古代科普著作。

在一定意义上说，《脉影》其实也就是一部《脉诀》类的书。但它更重视用"图"来表达内容，增强了脉象的直观性，因而与前代《脉诀》类书籍相比，是一部更有特色的脉学类专著。

缪本在序言以及版口中都称《脉经》为《脉诀》。笔者猜想，此名称原本应是指称《脉影》部分的。但因该部分体量较小，因而书商又将《脉经》与其共同发行。这就形成了两部书同行的体例。沈本、日本本改称《脉经》，则是按前部的主体部分回归真名了。

总 书 目

I

本　草

Ⅲ

秘珍济阴

黄氏女科

女科万金方

彤园妇人科

女科百效全书

叶氏女科证治

妇科秘兰全书

宋氏女科撮要

茅氏女科秘方

节斋公胎产医案

秘传内府经验女科

儿　科

婴儿论

幼科折衷

幼科指归

全幼心鉴

保婴全方

保婴撮要

活幼口议

活幼心书

小儿病源方论

幼科医学指南

痘疹活幼心法

新刻幼科百效全书

补要袖珍小儿方论

儿科推拿摘要辨症指南

外　科

大河外科

外科真诠

枕藏外科

外科明隐集

外科集验方

外证医案汇编

外科百效全书

外科活人定本

外科秘授著要

疮疡经验全书

外科心法真验指掌

片石居疡科治法辑要

伤　科

正骨范

接骨全书

跌打大全

全身骨图考正

伤科方书六种

眼　科

目经大成

目科捷径

眼科启明

眼科要旨

眼科阐微

眼科集成

眼科纂要

银海指南

明目神验方

银海精微补